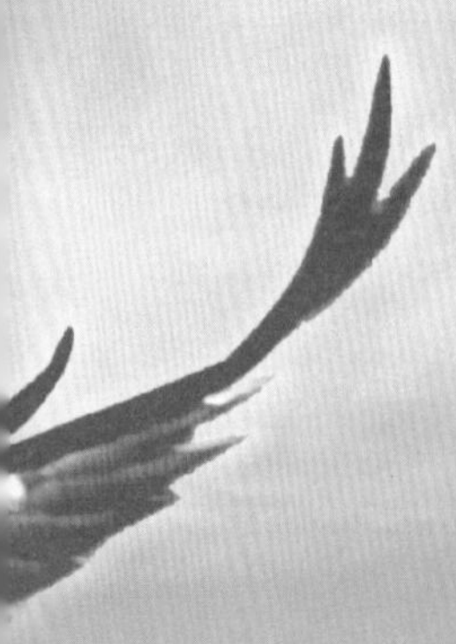

大展好書　好書大展

品嘗好書　冠群可期

大展好書　好書大展

品嘗好書　冠群可期

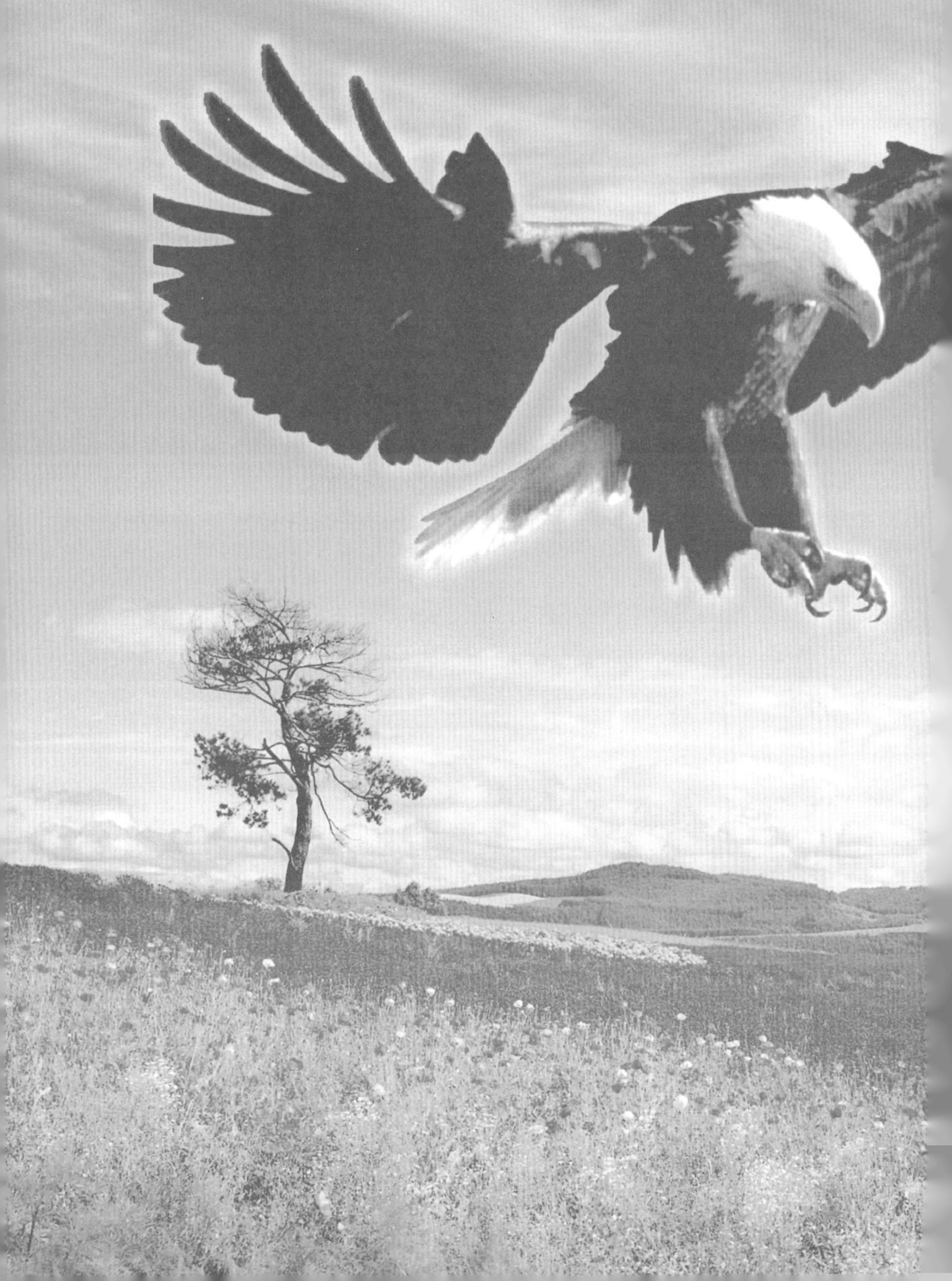

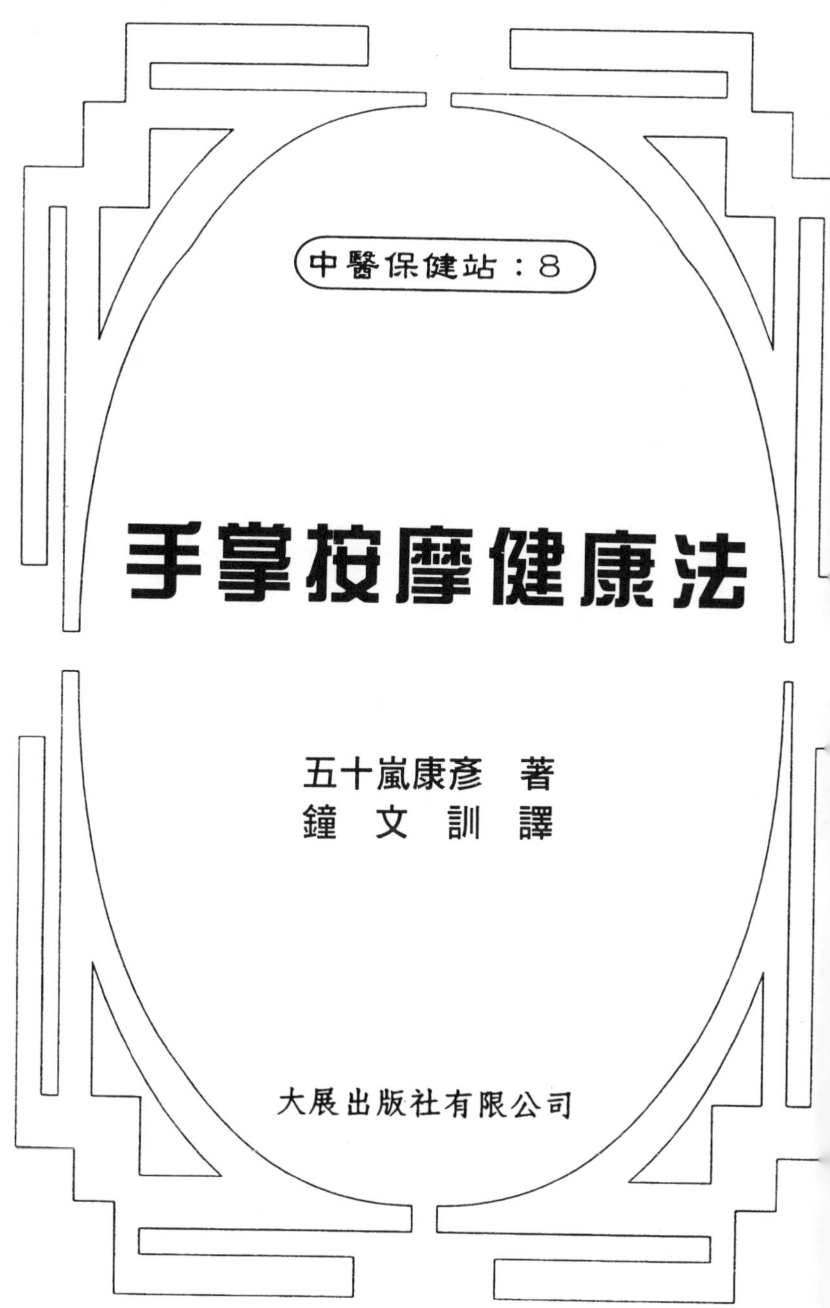

中醫保健站：8

手掌按摩健康法

五十嵐康彥 著
鐘 文 訓 譯

大展出版社有限公司

目錄

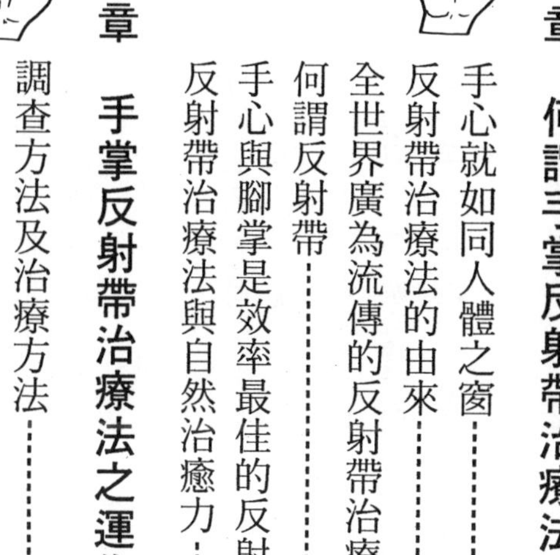

第一章　何謂手掌反射帶治療法

第二章　手掌反射帶治療法之運作

第三章　治療不適的症狀

◆實際治療法◆

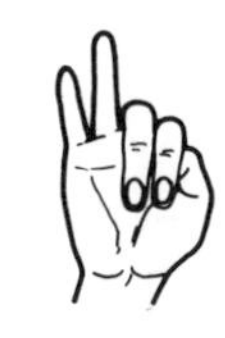

第四章　減輕難治疾病的症狀

◆實際治療法◆

第五章　充滿活力、歡樂的健康生活

◆實際治療法◆

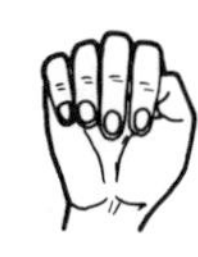

第六章　手和腦

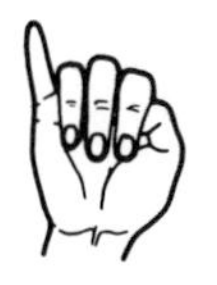

第七章　預先得知雙手的萬能

第一章
何謂手掌反射帶治療法

手心就如同是人體之窗

人的肉體是自身的神殿，而健康則是我們一生的寶藏。本書所敍述的手部反射帶治療法，是一種利用在手的各部位，來進行按壓、按摩、撫摸的動作，可預防疾病、使身體復原的健康法。

手掌反射帶治療法的內容是：「頭、軀幹、內臟、筋肉等等身體的所有部位，均在其左右手上有所對應的區域（即反射帶）。當身體中某個部位發生病痛時，必在其手上所對應的區域上表現出來。所以，如果在手掌所對應的區域給予刺激時，必然可以對於身體上相關連的病痛部位，予以適當的疏解改善。」

此外，亦有「手是第二個頭腦」的說法存在。因為手與腦二者的關係十分密切，所以針對於預防腦部的老化、遲鈍等病因，手掌反射帶治療法具有相當良好的功效。

利用身體的反射帶，來進行皮膚刺激治療法的例子，有按摩及針灸等方面的方式，這亦是以東洋醫學中的穴道（經穴）治療法為基礎而衍生出來的。關於手掌反射帶治療法所刺激治療的部位，與穴道多少有些差異；而在內臟各器官中，其所單獨對應的反射帶，也與穴道方面的概念略有不同。

反射帶治療法又稱為反射區療法、內臟反射帶、按摩導引，或區域治療等等名稱。以其手部的區分而言，可說是大致上與身體各部的區分相同。從指尖到手心的反射帶，相當對應於身體之頭部、胸部、上腹部及下腹部內的各個器官（參照圖解）。

因此，「手心是人體之窗」的說法，是可以由此得到證明成立的。要注意：當在手心的各反射帶部位上有壓痛（即是按壓時會感覺疼痛的症狀），或是有硬塊出現，不然便是有如同皮下出血般的斑點時，應要視察其體內的相關臟器，是否出現異常的現象。

壓痛是一種結晶性的硬塊，即是一般認為是由尿酸之類的物質堆積，所引發出的現象。因此，當此部位所對應的身體內部之臟器出現充血的情況時，通常是由於硬塊阻礙了此臟器的血液及氣體循環所形成的。疏導的方法即是在患部用手按壓或按摩，使有助於將硬塊除去（主要是將其沈積的廢物，由腎臟經膀胱、尿道，與尿液一起排出體外。）如此一來，循環即可恢復正常，而人的身體也會自然地回復健康了。

反射帶治療法的發源地是在古代的印度。經由中國，傳到日本、菲律賓等地。暫且不論今日它對於亞洲人的影響，即使是歐洲各國，甚至連美國都相當重視此一治療法，並爭相研究其內容。

關於人體的結構，至今仍有許多部分尚未被了解。所以，隨著研究反射帶理論之人們的觀念不同，其間多少有些許差異存在。但是人體中確實有反射帶，以及使用過反射帶治療法後，會產

圖 1　人體與手的相對圖

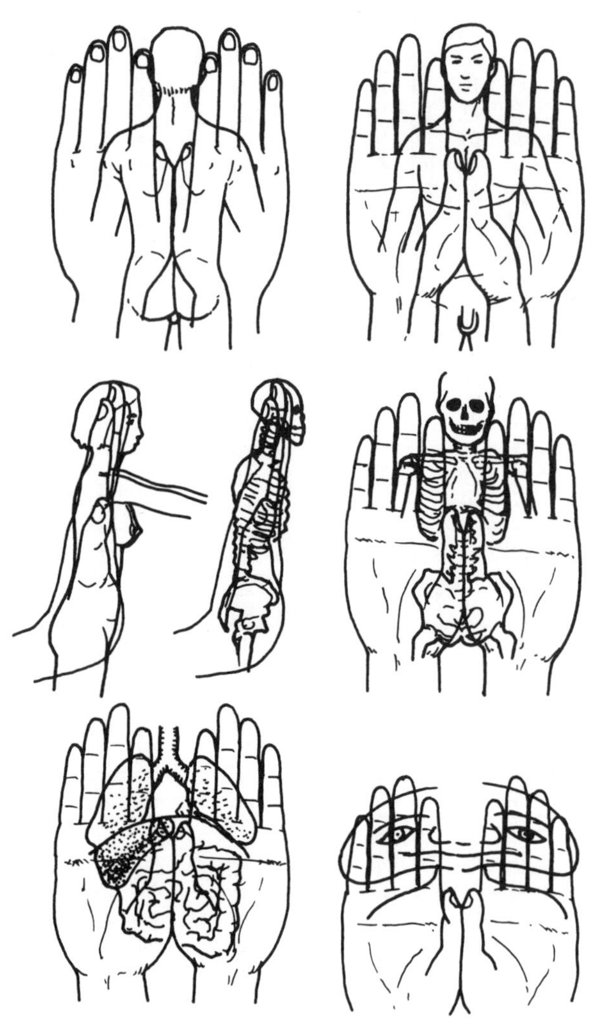

生神奇的治療效果等等不爭的事實，是所有研究學者們一致認同的。

作者認為：人體的構造，就如同魚鱗般的結合。無數如網眼般密佈於體內的神經及淋巴腺，肩負著導線的任務，將由手部所接收來的刺激感應，傳到身體的各個部位去執行……。因此，接受乳癌及胃部切除手術的患者，如果事後沒有再接受此一治療法，就如同沒有徹底切除相關有害的部位一樣。

卷頭部分的反射帶圖表，是經過長年研究古代高深的瑜珈術、古代中國的醫學，以及參考最新的西洋技術，再加上作者自身的理論，而創造出的體系。手掌反射帶治療法的特徵是：不須用藥，無論何時、何處、何人皆可使用，並且絕無害處，是一種能夠在日常生活中救活一命的神奇治療術。

反射帶治療法的由來

手部與腳的關節部位——即是手腕及腳踝，以及各個手指能夠自由靈活運動的人，方是健康的人。自古以來，手與腳皆被認為與健康問題有著密不可分的關連。

作者近三十年來，致力於瑜珈術的研究工作。當初拜師於印度及中國健康法的世界權威——

中正弘大師門下時，由於當時流傳的一句口訣：「對於身體而言，人類整體的健康，與手和腳二者的體操活動，是十分重要的事項。」所以在作者初入門時，每日所做的事，僅有專注於食物治療法的進行、沈思，以及對於手與腳的按摩工作罷了。

反射帶治療法，一般人皆認為是以印度為發祥地，爾後再流傳到中國。

世界上關於反射帶治療法的文獻，最古老的記載是在二千數百年之前，由印度所編定的瑜珈古典所記錄下來的。而在佛教方面，相傳在釋迦入滅之前所遺留下來，被世人奉為「佛足石」的石塊上，也有描繪著人體圖，這亦被認為是反射帶的圖形。

依據按摩的刺激治療法原理，不難發現到：在「中阿含經」及「十誦律」等的佛典中，亦有詳盡的記載。因此可知，印度在有歷史的記載之前，便已盛行著具有確立性與系統組織的理論。

關於按摩與導引的技術，今日我們認為是以中國為其發源地，但若再追溯其來源，則應說是源自於印度的「猶大醫學」。導引本身是一種「以四肢的活動，來引導血氣的流通，使其氣流達到圓滑順暢」的身心鍛鍊法。而目前的文化治療過程中所施行的氣功法，也可說是涉及此一鍛鍊法的活動。

印度醫學的起源，可說是由居住於恆河流域至喜馬拉雅山山麓的亞利安人編纂之瑜珈而成的。瑜珈術被認為已有五千年以上的悠久歷史，其基礎是基於創造出健康、完整的人體，所以它的創造發明，相當重視個人身心的平衡。而我們所稱的按摩與導引，也是由瑜珈術中繁衍而來的。

一般稱作天竺按摩以及婆羅門導引的身心鍛鍊法，是昔日經由商人與僧侶傳入中國的。此項鍛鍊法對於以黃河流域為起源的中國古代文明而言，有著極大的影響。

「易筋經」是由身為禪宗之始祖的印度歸化僧達摩所編寫的，此書亦可稱之為中國最古老的武術專書，對於中國導引術的發展過程而言，有著極大的貢獻。

瑜珈當初發明於熱帶的印度時，是屬於移動性很少的運動，然而傳入中國後，為配合其溫帶的氣候、風土及蒙古人種的體型，因而逐漸改良，成為移動性很大的導引。此外，在古代的中國之本草書上，亦清楚地記載著種種由印度傳來的藥草處方。

由以上各點可知：在古代中國的醫療體系，曾積極地融入印度的醫學，再經過精心的研究，終於集合了中外之大成，進而創建出今日的中國醫學之術。

中國的反射帶治療與經絡關係的相聯結之後，有著相當多種的說法解釋，並隨著針灸的發展日益普及。但可惜的是仍然沒有被予以實用化，無法成為民間一般的醫療法，再繼續被流傳、接受。

類似以上的醫療法，在世界各地就早已有了施行的實例。如美國的印第安民族，就曾經針對於身體上之反射點，來進行止痛、治療疾病。而中世紀的德國、埃及、泰國及日本等地，也同樣存留有施行健康法和醫療法的證據。另一方面，如菲律賓的心靈手術師，亦是積極採用反射醫療法，來為患者治療病情。

作者本身認為，就連聞名於世的日本野口式整體法、橋本體操法、身體均整法及長塚式整體法，都似乎有運用到反射作用的原理。

全世界廣為流傳的反射帶治療法

反射帶治療法流傳於印度、中國、菲律賓及美國的印第安人等地之間，是一種民間式的醫療法。本世紀初，美國的費吉拉博士再度發現「反射區域」的存在，使得反射帶治療法成為歐美諸國爭相矚目的醫療焦點。

費吉拉博士將人體縱區分為十個區域的反射帶，與內臟各器官之間，有著緊密不可分的關係（如圖3所示）。爾後費吉拉博士再熟讀印度及中國數千年所流傳下來，有關於反射帶方面的知識後，更是對東方其古老的智慧感到驚歎不已。這也就是為何博士會對於反射區域再度提出研究的理由。

在美國，有關於反射帶醫療法的書籍，據說首先是在一九一七年左右，由耶多威依所著的「ZONE THERAPY」提出之見解。之後，在各國不斷地有研究報告的出現，然而真正成為現代反射帶醫療法的主角，是美國的優妮絲•蒂•印古哈姆女士。她於一九三八年在「STORIES

圖2　數千年前中國人繪製的人體縱割面圖

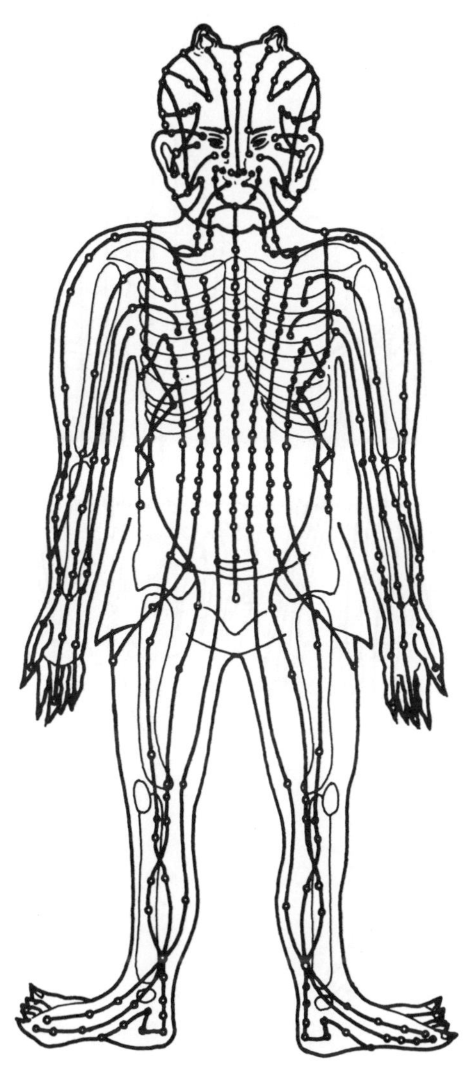

圖 3　費吉拉博士所畫分的反射區域

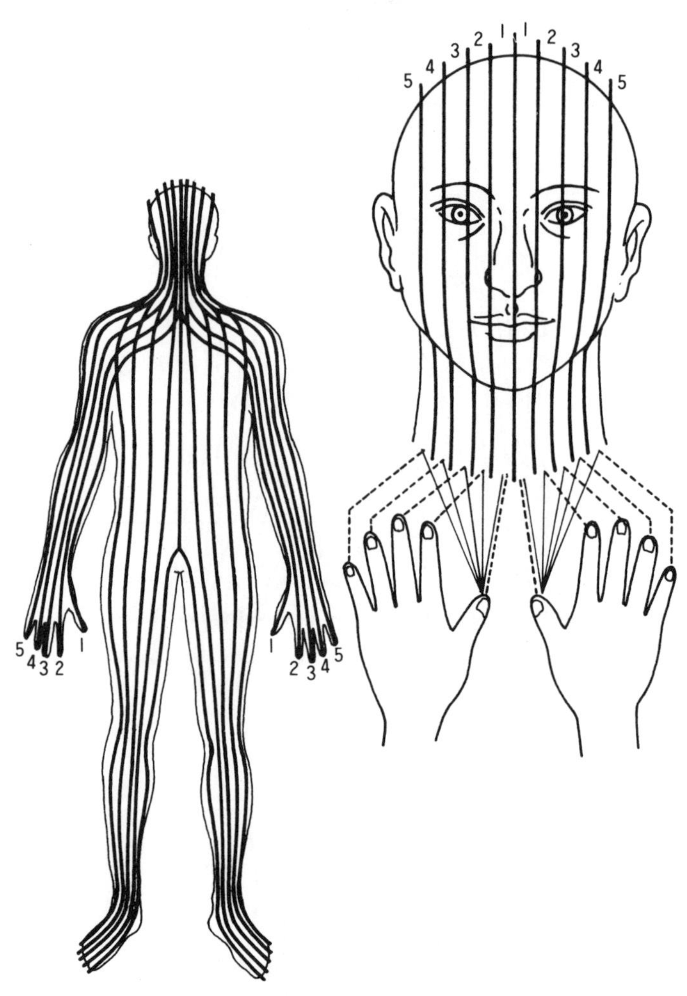

THE FEET HAVE TOLD」上，發表了獨創的腳部按摩法，並著作了許多相關的書籍，對於以後的研究者及醫療專家，有著極大的影響。

對於手腳的按摩醫療法而言，其神奇的醫療效果，不但可以治療及預防身體的異常狀況及病變，另外亦具有安全、操作簡易等的優點，這些皆是為英國、德國、瑞士及法國各方人士所特別關心注目的焦點。尤其在美國，更積極地將其醫療法融入一般社會大衆的日常生活之中，使得健康法成為人人身旁可隨手利用的理念。所製作的手腳反射帶之圖表，小如定期車票般大小，大到如廣告壁畫般，各式各樣的尺寸皆有販賣，亦為多數人所利用。而如今，身為漢方醫學的聖地——台灣，也盛行著重新評估古代東方的智慧結晶，即反射帶治療法。

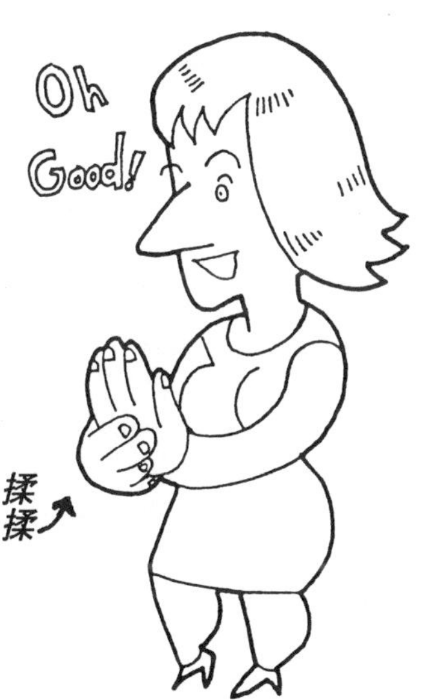

圖4 外國的手的反射帶圖

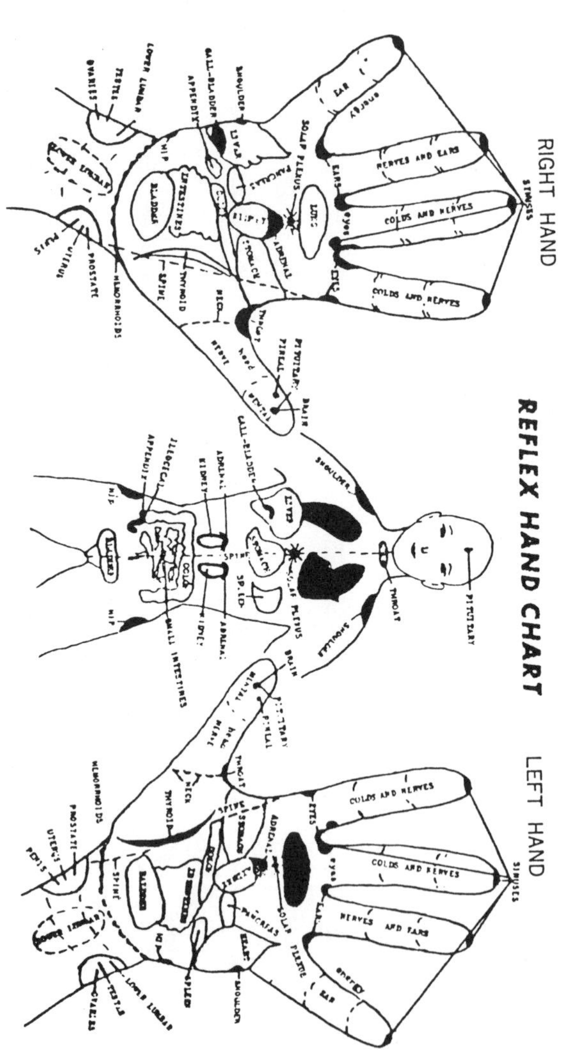

何謂反射帶

當內臟或各器官有異常時，其部位及相關連的體表上就會出現硬塊或酸痛的現象。此現象稱之為「內臟體壁反射」。例如：一位患有肝臟疾病的患者，先且不看其肝臟周圍的情況，在其脊椎、腰部、胸部、臉部、頭部及手腳等等部位，凡是全身上下與肝臟有相關連的反射點部位，必然會出現硬塊或酸痛等的症狀。而這種利用反射帶來判斷疾病及醫療病痛的方法，就稱為反射帶健康法。

人體內部各個部位，皆投影表現於全身，且內臟各器官，更一一有其相對應的部位。此一觀念的理解，在古老的東方代代相傳所累積經驗中，可得到最佳的說明。例如：在臉部便有全身的反射點，稱為臉部反射帶；而單單就臉部的鼻子而言，它就為內臟器官的反射帶（如圖5～6所示）。

此外，以瘦療法聞名於世的法國「挪洲耳針法」，即是利用耳部相對應的內臟反射帶，來達到治療的效果（圖7）。

圖5　臉部反射帶

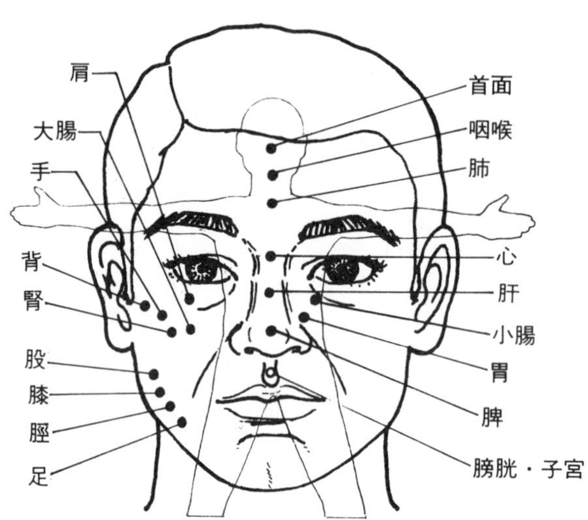

圖7　耳的內臟反射帶　　　圖6　鼻的內臟反射帶

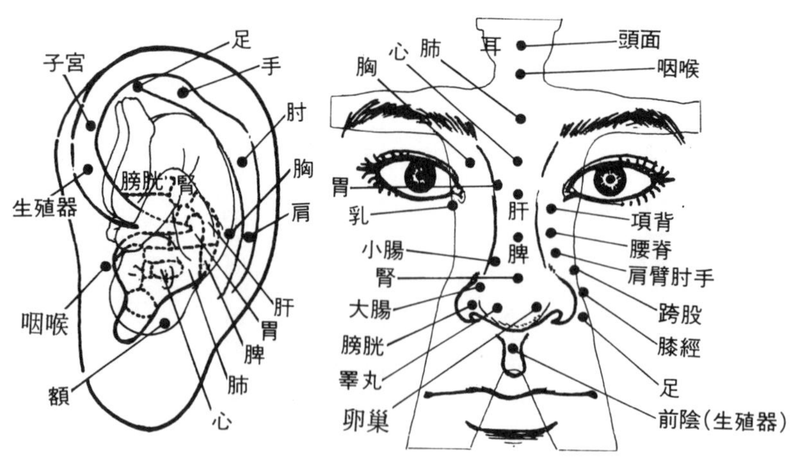

手的反射帶治療法，就是根據手上所呈現的內臟體壁反射，來進行治療的方法。

然而，為什麼會有反射現象的出現呢？這個疑點，甚至連今日高度發展的科技皆無法說明，仍為人類生命中的奧秘之一。所以隨著研究者的不同，各種相異的解釋也就不斷地被提出。作者本人認為：人體有縱切面及橫切面二種區分法，而以上的區分方式，則是依據所設定之人體反射經路來訂定的。

人類的軀體，僅僅是由一個受精卵細胞分化演變，終成一個完整的個體，而這種說法，亦可說是個體發生的起源。

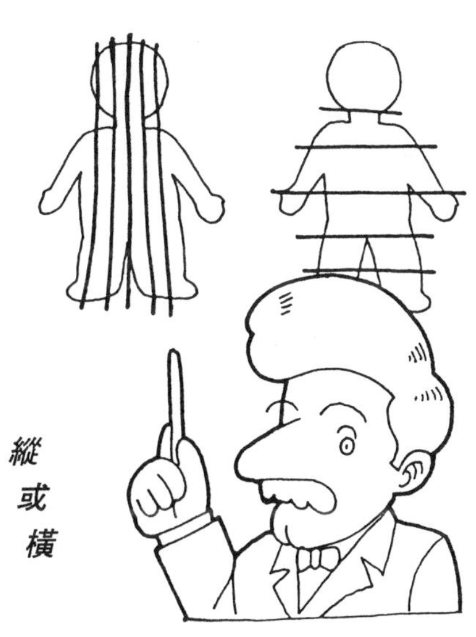

個體的發生是由細胞分裂而開始的。在初期分裂後的細胞，有一段時期會呈現一種放射狀的型式縱列著，而後再回復到分裂作用時。在此次分裂後，細胞就會呈橫行並列的排列，然後再進行複雜化，成為一個完整的個體。當此細胞橫行排列時，會清楚地留下遺痕，稱之為「斷區」（head氏帶，為英國的醫生所發現的。）而脊髓則是人體在基礎地區分其反應帶所形成的構造。

再者，法國的瑪路奇路教授認為：在人體中，也應存有細胞經縱行排列所遺留的痕跡。因此瑪路奇路教授則取了一個與「斷區」相對應的名稱，稱之為「輪區」。而「輪區」也就是由人體在縱區分反應帶所形成的痕跡，這即是「輪區體制」。另外，日本的北里研究所之間中喜雄博士，亦抱持著相同的學說理念。他認為：置於上下兩部分，彼此相互遠離的A、B二點，由於介於其中的中樞神經相連接之原因，所以形成了縱切面的反應帶。

越南的桂博士在其報告中指出：「當胎兒在早期時若傷害到其一邊的眼睛時，對於同一邊的下肢發育狀況就必然會受到影響。」藉此理論來說明輪區體制。

針灸及穴道（經穴）的治療法，相信是大家所耳熟能詳的。在東方的醫學觀念上，穴道是生物能源——氣的通道，也就是經絡上所出現的反射點。雖然經絡在解剖學上尚未被證實其功用，但是穴道的刺激，則是對於人體內

圖8　依據鍼刺激，來觀察人體左上腹部皮膚的溫度變化（28歲男子，以右手的穴道，來施與1分鐘的刺激。）

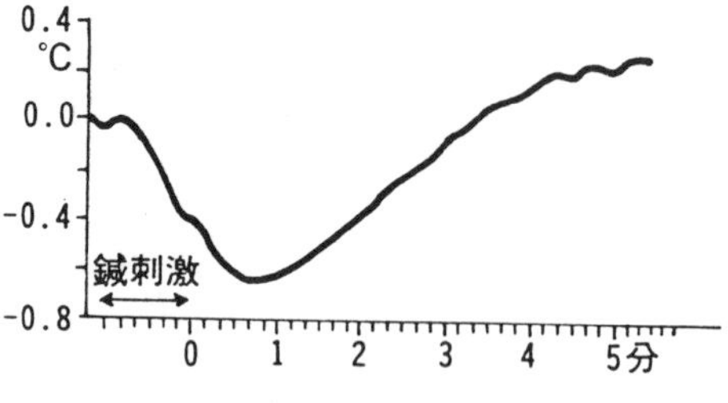

的溫度變化，有著影響的作用。

依據穴道的刺激作用，僅可知道其周圍部位所出現的溫度變化。然而根據東京大學醫學部的學生社團，其所實施之最新研究報告內容中發現：當對於單手的穴道給予刺激時，同時會影響到人體軀幹及另一隻手，而有急遽溫度變化的現象產生，而此現象亦相當的明顯。

其實驗是以八個人來作為臨床對象。首先，先使用溫度記錄器，將瞬間體溫的變化予以畫像化之記錄，然後再根據穴道的刺激作用，來觀察其體表溫度的變化。在右手食指根與拇指根門的合谷穴道上，以鍼來予以刺激。當全體實驗人員在受過刺激之後，暫且不看其右手的作用，而注意於左手、腦的一部分、頭部、腹部、兩大腿部外側等處，可發現這些部位的溫度皆降低了，但在數分鐘之後，又會迅速上升（如圖8所示）。相同的實驗，若以灸來進行刺激，也會出現相同的結果。

至於其反射作用的產生，有一方的說法是解釋為：密佈於全身的循環神經系統，在人體內運作的結果。另外有一方則是認為此乃醫學上尚未解明的疑點。雖然有著以上種種的論點，但我們仍可清楚地了解到：人體內，確實是有著反射產生的現象。

仙道家及瑜珈的修行者指出：如果專心一致地沈思，便可清楚地看見人體內的縱切面及橫切面所形成之經路。對於此一觀點，菲律賓的心靈手術師也有相同的看法。關於反射經路的解釋說明，仍待今後的科學技術來予以研究，但可確信的是：如果刺激身體的某個部位，確實是會有經路反應的現象產生。

手心與腳掌是效率最佳的反射帶

今日為全世界所注目的反射帶治療法，依其研究者的不同，其反射帶的位置及數目，似乎也有所差異。但是歐美人士及研究學者根據實際的治療成效，明白地提出其療效，因而解救了無數原本早已放棄西洋醫學治療的病患。

本書中所介紹的手部反射帶治療法，其圖表是作者統合了古今中外的研究，精心確立而成的。現在則來介紹五十嵐所繪製的腳掌部分之反射帶圖表（如圖9）。

「手心與腳底二部分，與身體其他的皮膚表面相比較，其對於電阻的感應力是相當低的。」內田秀男博士指出：由於以上的事實，可知這些部位在人體之中，是對於刺激有著最高效率的反應效果。

手心與腳底所投影出來的反射帶相當類似。無論是由指尖到手腕，或是由腳尖到腳踝，二者皆可反映出人體從上到下的內臟各器官。

此外，關於指頭部分的對應也是相同的。例如：手部的拇指與腳部的第一指，皆是與頭部有

圖 9　脚底的反射帶（五十嵐式）

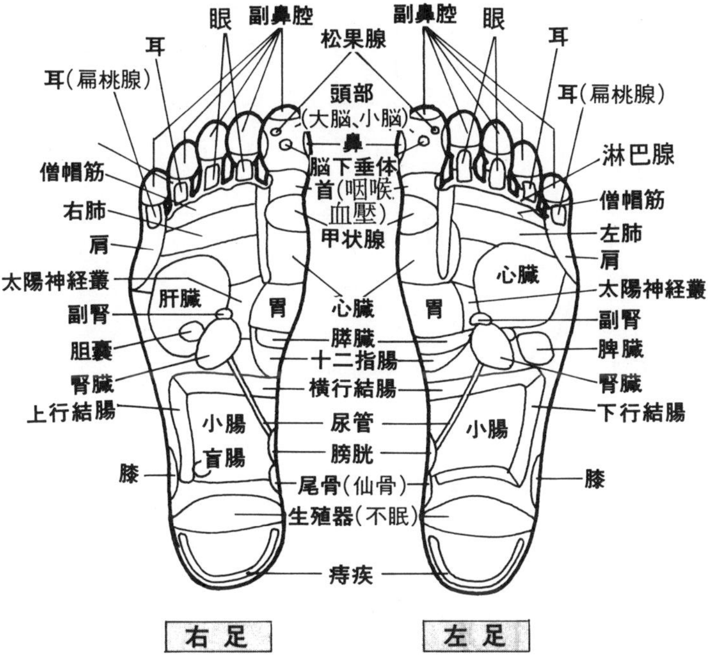

關連；而手部的小指和腳部的第五指，則是與生殖器官有所聯繫。

由於人類原先乃是用四肢來爬行的動物，因此手部與腳底的反射帶相類似，此乃是不爭的事實。所以手心與腳底，就成了人類身體健康狀況的顯示標誌。

針對腳部健康之講座及足底健康法等觀念，有許多人著書探討，並有不少足部健康器材的上市。由此可知：「足部與健康」之知識

圖10　人體手與脚部的相關圖

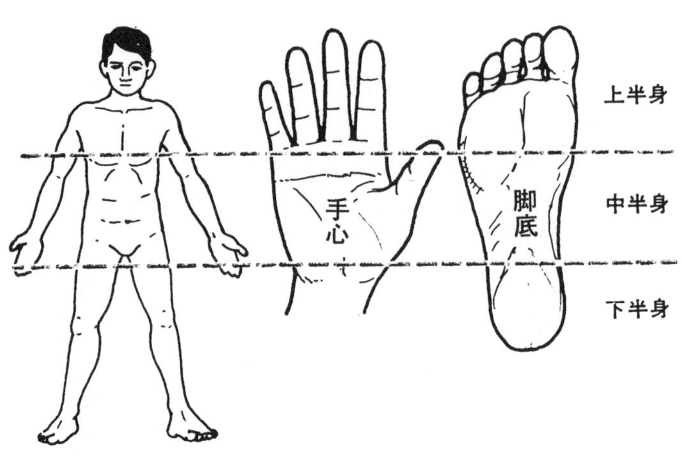

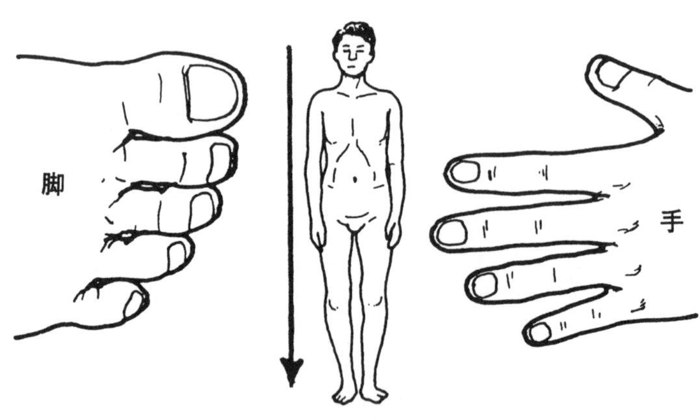

由頭部到下半身

圖11　上肢與下肢的對應圖

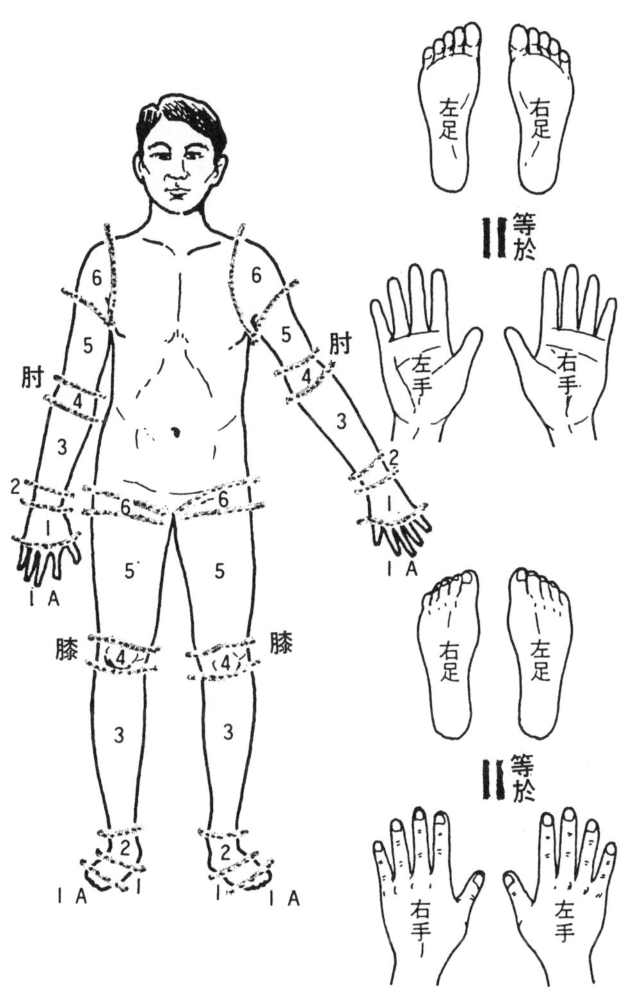

，是愈來愈受到大衆的矚目了。但另一方面，關於手部與健康的觀念，相形之下，就沒有那麼受人重視。

因著有「反射帶治療法」而舉世聞名的梅因貝路•希卡路博士曾言：「身體是人體活動中的一個整體單位，但如果其中有任何一部位無法活動自如的話，便會影響整個個體的運作。」

由於科學文明的發達，如今許多人工操作的過程，已逐漸地被機器所取代，因此動手的機會也漸漸地減少了，這樣使得手部的活動變得更加的不靈活。

「經常活動手指可以預防頭腦的遲鈍」，相信這是大家都曾聽過的一句話。手可說是人類的第二個頭腦，因此，手與腦部是絕對有息息相關的影響的。手如果無法運作靈活的話，則會使得腦部提早老化，甚至內臟各器官的機能，也會受到相當大的負面影響。手與荷爾蒙等的內分泌系統及血液循環系統，有著深切的關聯。近年來，肩膀酸痛、頭痛、腸胃不適及失眠等等的病例，有日益增多的趨勢，這些現象皆是由於荷爾蒙不平衡所引起的。因此，現代人應對於「手與健康」的重要性，重新做一番新認識。

反射帶治療法與自然治癒力

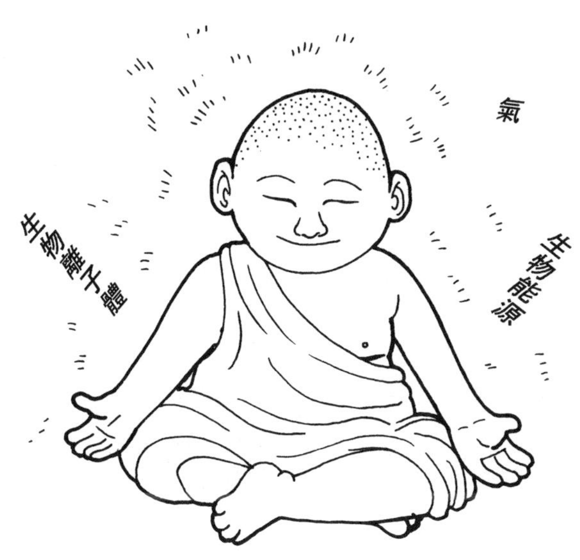

已故的美國傑出通靈家黑朵卡・凱希曾說過：「無論是哪一種治療法，其治療的原理皆是將身體內部的振動予以變化，也就是調和體內活細胞組織中的生物能源而成的。」這也就是說：無論任何一種疾病，其最佳的治療法，就是提高其自然的治癒力。

生物能源是人體與生俱來的原動力，這種力量在中國稱為「氣」，在瑜珈中則稱為「普拉那尼」。它的運作，就如同水的流動循環，遍及全身每一個器官，藉以調整人體的活動。現代人對於這種生物能源的認識不多，由於它不是東方的產物，所以古今中外的學者才用「歐奴貢能源」及「生物離子體」等等的名詞來表示（表一）。

古代著名的治療方式，大多是以生物能源的循環來做為其醫療之基礎。

表1　生物能源名稱一覧表

學者及其國家	稱　　呼
比波古拉太士	自然治癒力
安多媚士媚奴	動物磁氣
拔拉介努士士	「阿努介烏斯」
卡爾・候・萊菲巴巴	自動的力
威努黑努姆・拉以比	「歐努拉」・能源
撒米歐魯・哈雷曼	生命力
D・D・帕曼	「依雷依雷」
依尼信	生物離子體
美國印地安人	「歐羅達」
中國・日本	「氣」
韓國（其中一部分）	磁素(成爲偉大的借力者拔山大師)
印度（印度教徒）	「婆拉那」
西藏	慾體
菲律賓・婆羅洲	神力（超自然力）
埃及	力
德國	複體
斯堪地那維亞半島	「威魯多・介努」

生物能源如果能夠運行順暢的話，血液的循環自然變得流暢。而人體全身各部分，亦可藉此而得到氧氣及營養的補給、排除廢物，達到各機能旺盛的活動力，增強身體的抵抗力。

另一方面，當人體生病時，身體立刻會產生反應，提出人類與生俱有的自然治癒力，使得病體早日恢復健康。但如果能源的循環受到阻礙時，身體的機能會衰退，自然也就無法產生自行恢復的能力了。

在古代，醫術是將自然治癒力當作其主要的使用工具。而以印度為其發源地的按摩與導引，就是依照使體內的能源能夠順暢地流通之原理來創見的。此外，希臘的醫聖希普庫拉達斯曾明確地對於人體內流動之能源，訂立為「自然治癒力」的定義，也曾提出：「身為醫師，除了要熟習醫術及一切學理外，也必需要修研按摩術。」此類的言論。

在體表上施予刺激或按摩，如此除了能使已衰弱的生物能源迅速回復之外，還能產生出讓生命活動旺盛的效果。但因為生物能源沒有實體上的報告再度出現，更加上西方科學化的醫學技術之進步，使得生物能源逐漸被人們所遺忘，且人們也習慣了各式各樣的藥物及注射、手術等醫療方式。現在只要有人一生病，就會立刻依賴醫藥來治療了。但是要知道：雖然醫藥的治療方式對於病變能夠發揮一時的療效，但是實際上，卻無法完全徹底的根治其病狀。況且藥物還會造成副作用，例如鎮定劑、安眠藥等藥物，皆會引起一些弊端，令衆人所垢病。

由於人體本身原來就具備有治療能力，所以對於身體的照顧保養，最重要的一點，就是在生病時，只要稍有耐心，相信便可以治癒。

人吃五穀雜糧，任誰都會生病，但是也能自然地痊癒，不是嗎?有人會說：「如果沒有感染感冒，或其它疾病，此時無論吃什麽東西，肚子都不會壞！」相信對健康如此自負的人大有人在，但是，往往突然之間身染大病的，也就是這種人。

所謂真正的健康，並不是外表看起來很有精神，一副全無病痛的模樣，而是要在一旦生病時，身體會立刻產生反應，而以更強、更具韌性的抵抗力來抵抗。

當你在手掌的反射帶上施予推拿按摩的技術時，便可因而促進生物能源及血液循環之進行，也就提高了身體的自然治癒力。如果一旦自然治癒力增強時，則會自行調適身體的異常現象，達到預防疾病、增進身體健康之用。

第二章　手掌反射帶治療法之運作

調查方法及治療方法

■開始治療之前

當身體的某個部位有異常時，其相對應的手掌反射帶（區域），必然會出現壓痛或硬塊的情況。

手掌反射帶的治療法，即是對於在壓痛及發硬的部位進行搓揉的步驟，身體狀況就會因此而漸漸好轉，是一種操作簡易的健康法。其最大的特徵就是不需要使用任何工具，亦不一定要在家中，即使是在公司中也是一樣可以進行的。如此一來，我們可以在日常生活中隨時自我檢查其健康狀態，這對於疾病的預防，是有絕大的助益的。

任何一種健康法，皆以治癒疾病爲主旨。而其中的秘訣就是要每日有耐性地實行，效果才會有所提升。最重要的是要愛護我們自己的身體，日日有恆心、有毅力地去持續。本書談的手掌反射帶治療法，也是要秉持著如此相同的意念，在日常生活中無須強調任何心理準備，只要適時適量地吸收即可。

在看電視時、或與家人閒聊時，甚至在工作間歇的當兒……。只要是自己把握得到的時間，

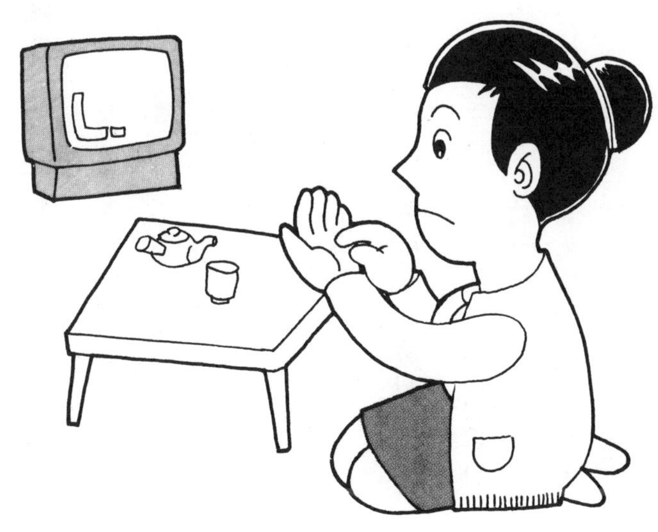

再配合上自己喜愛的音樂，讓身心達到鬆弛的作用，其效果更佳。這一種不需要特定時間及場所皆可實施之健康法，不是其它任何健康法所能相比的，只要我們活用平常的休閒時間，便可達到增進自身健康的目的。

■身體不適的檢查方法

在手掌反射帶治療法的施行之前，要先將雙手洗淨，再修剪指甲，方可進行。

施行時要依照卷頭所繪的手掌反射帶圖表。以拇指的指腹部分，按壓整個手心。如果有感到疼痛的部位，那即是體內弱點所在。另外，對於皮膚不光滑、酸痛、長硬塊，以及皮下出血，或是如血般的斑點，也應特別注意。當手心檢查過後，再檢查指甲。對於指尖及手掌側面，也應仔細檢查一遍。

■要注意左右反射帶的相異之處

右手是顯示右半身的健康情況（trouble），左手則是顯示左半身的情況。因為左手和右手，其左右對稱的地方很多，所以要特別注意其相同部位的差異處。例如：在相同一個部位上，右手對應的是體內的肝臟，而左手則是對應為心臟部位。

此外，像腎臟是屬於左右對稱的器官，所以其反應帶上也應是左右對稱才是。當按右手時會感覺疼痛，而左手則沒有反應時，就表示其右邊的腎臟出了問題。由此可知，必須同時檢查雙手的反應帶，不要單檢查一隻手。

■治療法上應注意之要點

當雙手檢查完畢之後，便開始要針對會感覺疼痛的地方，以其反射帶為中心來展開治療。從反射帶圖表上，我們可以很容易看出區分的各個部位，但是實際上相互重合的地方很多，所以我們在給予刺激時，若稍稍混亂也沒有太大的妨礙。由於治療法的操作方式相當簡易，所以由第三章到第五章，將個別介紹其症狀，並提出手掌醫療的重點。

時間：醫療法的施行，沒有一定的時間限制，但以在身心鬆弛時進行，其效果最佳。避免在飯後、酒後，或入浴後施行，此外，在就寢前30分鐘左右也最好避免，因為會造成神經興奮及不能入睡的情況。

治療時間：治療時間的標準，為一次兩手進行約15～25分鐘。

■治療後手指與手腕的回轉運動

當治療完畢後，將手指與手腕做50次左右的回轉運動。此項運動即是將指根自然地旋轉，再將手指往指尖的方向拉，等雙手十指都拉完之後，再振動其手腕部分。

■無法施行反射帶治療法的人

以下的病人無法施行反射帶治療法：發燒在38度以上的時候／脈搏不規律時／長期服用荷爾蒙者／過度疲勞時／鼻血血流不止時／咳血及吐血後／腦出血後／活動性結核／梅毒及淋病患者／法定傳染病患者／惡性腫瘤患者。除此之外，對於患有嚴重心臟病、肝臟病及腎臟病的患者，應與熟知其病情的就診醫師詳談過後，才可實施。

如何進行刺激

■手指的使用方法

刺激的方法有按、揉、搓等方式，對於在檢查時發現會感到疼痛的地方，則應特別地予以刺激。剛開始時，操作的時間要短，且輕輕地進行；然後再逐漸地增強力量，並加長刺激的時間，才是正確良好的方式。

手指的使用法：

①以拇指的指腹來按。

②以拇指指腹來上下搓揉。

③以拇指指腹來進行成圓形的揉搓。

④以拇指及食指在受治療側的手指來進行搓揉，特別是對於關節的部位，予以加強的刺激。

⑤握拳，以中指和食指的第二個關節部位（在手心部分），來進行搓揉的作用。以上所敍述的內容，如何來使用手指並無太大關係，但原則上是以朝心臟的方向來進行搓揉為佳。

■幫助他人施行的狀況

當要幫助他人進行時，其方法之一就是如圖12中所示的：將自己雙手的手指插入對方的指根縫間，並緊緊地夾住，再使用自己雙手的拇指，在對方的手心上左右擴展地推動，以促進對方的

圖12

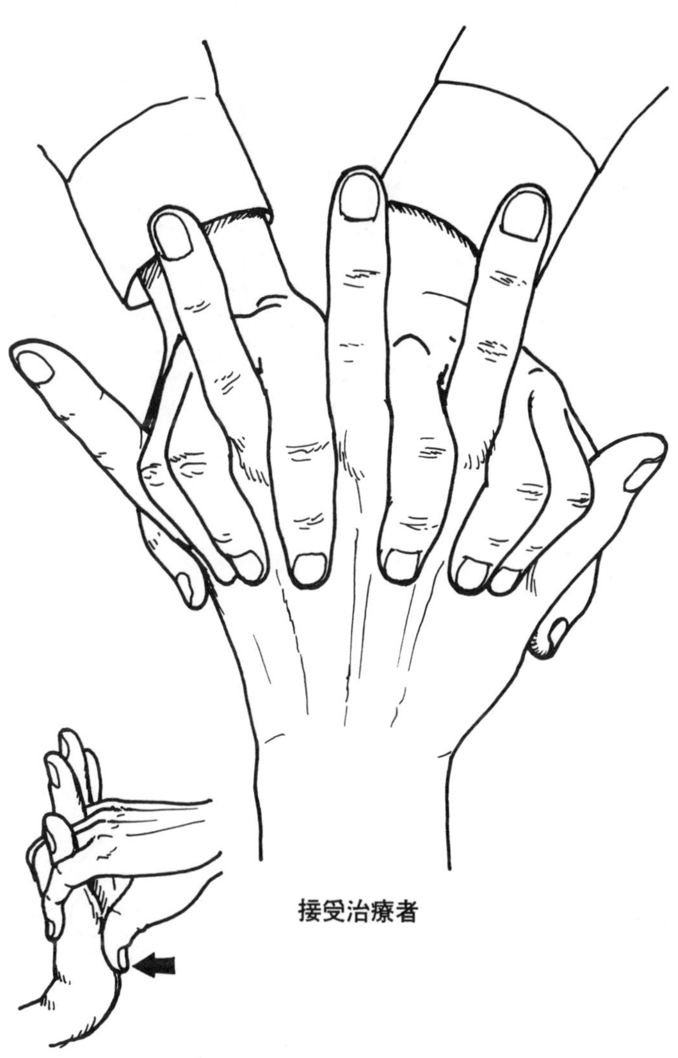

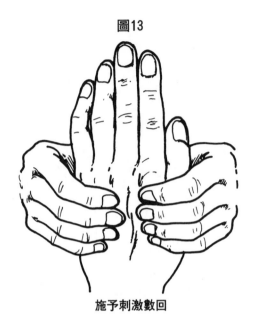

血液循環。

再者，就是如圖13中所示：使用自己的四指，在對方的手心上來給予刺激。

圖14是說明刺激手指的施行方法：以自己的食指來曲折對方的手指，再於其上施加壓力，並且兩手的手指可以相互交替來施行。

圖13

施予刺激數回

圖14

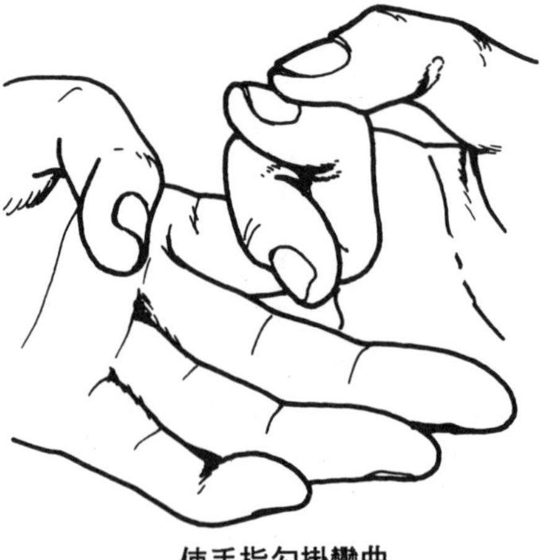

使手指勾掛彎曲

等治療完畢後，再將對方的手指旋轉一下，然後再往自己的方向拉，並且每一根手指都必需要拉一拉。

■道具的使用方法

圖15

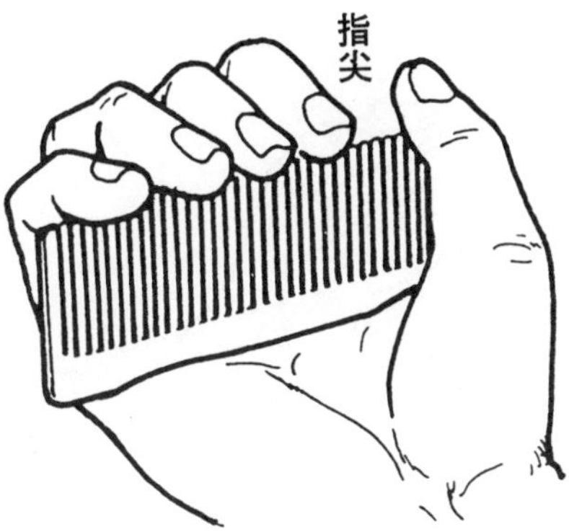

指尖

圖16

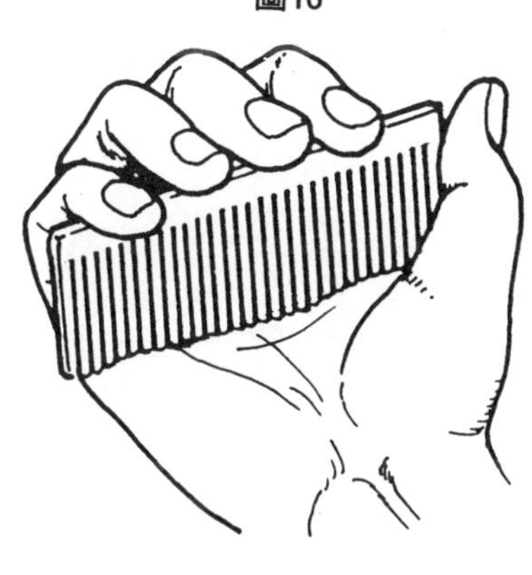

一般人皆知道：將核桃放置於手心之中，並進行壓迫，使它發出嗝嗝作響的聲音，是一種可達到刺激的醫療方法。在此，則要介紹藉著使用梳子與洗衣夾來達到刺激治療的新方法給大家。

這裡提到的梳子，無論使用鋁製或金屬製的梳子皆可。而其中以

圖17

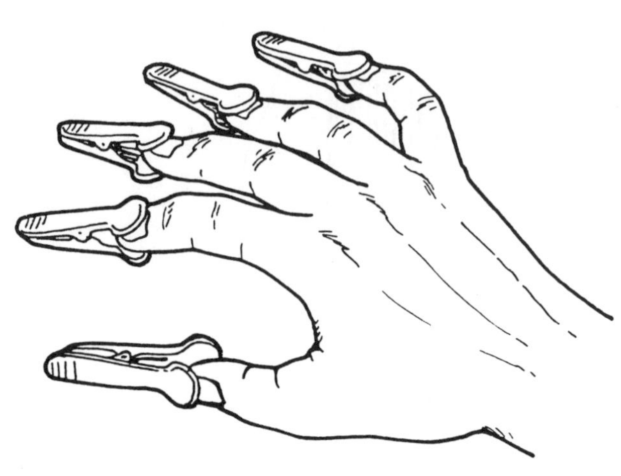

鋁製的梳子其效果最佳。因為鋁製的梳子會使人體散發出有用的離子，但若使用塑膠製品的梳子，則對於人體就沒有多大的助益了。

圖15的方式，對於生產時的疼痛，或是其他突然性的疼痛而言，皆十分地有效。以指尖在梳子的梳齒上碰觸壓迫，一次約實施2∫3分鐘之久。如此反覆地操作數次，或是採用短時間握持住梳子，也是可以達到相同效果的。

圖16是歐美一般家庭中所使用的方法。依據梳子本身的梳齒部分之碰觸作用，來達到靈活運用的目的。

剛開始握梳子的五分鐘之內，會感到些微的疼痛，再持續五分鐘之後，便會自然地習慣此刺激作用。當發生腰酸背痛時，可一日施行此方法數次，就會使腰酸背痛的現象漸漸緩和下來。

另外，洗衣夾對於治療腰酸背痛也相當有效。使用竹製或是鋁製的洗衣夾，對於發生腰痛那一側的手掌，將其各個指尖如圖17般地以洗衣夾來夾住。由於本身的刺激是由微弱的程度開始的，所以還不會太難以承受，但若洗衣夾所給予的刺激太過於強烈時，則必須注意，每次使用的時間，一次不要超過五分鐘以上。

刺激方面亦有法則

我們知道：刺激反射帶時，會由於其施予刺激的方法，因而產生一些良好的效果。但是由於刺激方法的不同，對於體內神經及各內臟機能的影響，自然也會有所差異。

德國的阿爾・休・爾先生就針對「刺激的法則」，而提出以下的說明：

「微弱的刺激作用，可以使身體的機能活性化。」

「普通的刺激作用，則會抑制身體的機能。」

「強烈的刺激作用，則會造成身體機能的停止。」

以上的說明，則是西方對於刺激作用的看法。

另一方面，由於東方自古以來就盛行按摩術的治療，再加上經驗的累積，於是形成了各種的

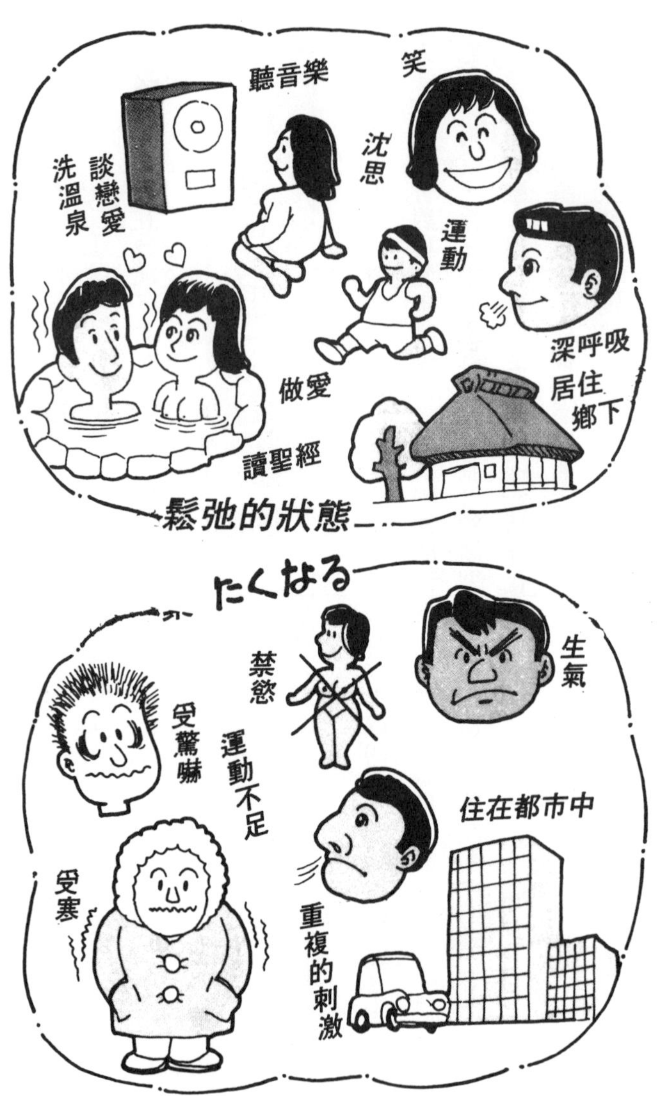
聽音樂
笑
沈思
談戀愛
洗溫泉
運動
深呼吸
做愛
居住鄉下
讀聖經
鬆弛的狀態
たくなる
禁慾
生氣
受驚嚇
運動不足
住在都市中
受寒
重複的刺激

手法，而其效果亦是衆所皆知的。在東方，關於刺激有下述的看法。

◎柔和的刺激會抑制腦部系統，以及感覺系統的機能。

◎疼痛強烈的刺激，會使腦部系統及感覺系統的機能產生興奮的作用。

◎用力壓迫的刺激作用會使內臟機能活性化。

◎叩打式的刺激會抑制內臟機能的異常興奮產生，並且能夠鬆弛筋肉。

◎扭擰及延展式的刺激法，會使體內的組織細胞活性化，並順暢體內「氣」的流動，而瑜珈術和氣功等就是以此理念為中心而成的。

◎靜弱的刺激作用會使得機能活性化。

◎強烈的刺激作用會抑制人體之機能。

◎節奏緩慢的刺激作用，會抑制神經的興奮，但另一方面則會有提高性慾的效果。

◎突發性的刺激作用，會造成神經系統的興奮。

◎規則性、慢性及長時期的刺激方式，能夠調整身體的組織。

在施行手掌反射帶治療法時，必須將以上的規則，配合按摩、撫摸、摩擦、叩敲、按壓及振動等動作，一併記入腦中，並且要詳加組合，予以靈活運用。但若施予激烈、用力過猛的刺激，就反而會引起反效果。正確的方法應該在開始時慢慢地施力，然後再逐漸增強壓力，最重要的一點，則是在治療之後，要給予柔和的緩和運動。

手掌的小常識

■右手治療、左手預防較具成效

在東方的醫學觀點上認為：人體的右側為陽（正面），左側為陰（負面）。這也就是說，人的右半身專司接受積極性工作的任務；而左半身則是進行消極性的防守工作。由以上觀點可知，右手的治療效果比左手高，而左手的預防效果比右手高。

此外，當手掌及手腕有問題產生時，則應對其相反側的腳部來進行治療。這是什麼原因呢？理由則是：我們走路時，當右手往前擺動，左腳會同時有向前跨出的反射動作出現。所以當右手有異狀時，則可以在左腳上進行治療；而當左手有異常時，則應對右腳來進行治療（但也有與作者的想法觀點完全不同者。）

■頭痛與腦部疲勞時應以拇指來治療

在手掌的拇指上進行按摩、搓揉與指壓時，會奇妙地產生使脈搏及呼吸變得鬆弛，而心情也

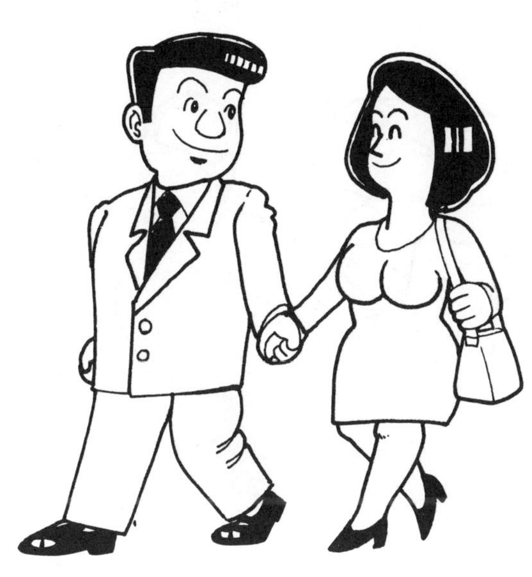

順暢許多。當男女手拉手同行時，看起來就比較沒有焦躁不安的情況發生之可能。所以按摩拇指的效果，或許是由手拉手，一邊散步、一邊閒聊的悠閒所得之靈感亦說不定。

在長時間寫字與讀書的情況下，不妨輕輕地握筆，在拇指上微微加力，以達到真正的效果。若在小指上施力，就會容易使人的腦部變得疲勞。如此相同的道理亦可運用於腳部的概念上：所以在走路時，將重心施力於腳拇指上，似乎比較有益於健康。

人類的身體實在是相當奇妙的：當施力於拇指的情況時，身體的體質，就會呈現弱鹼性的趨向；但施力轉弱時，人體質則會呈現酸性的傾向（此乃古代瑜珈術的智慧。）

當頭腦疲勞時，如果按摩整根拇指體時，頭部就會變得相當順暢。這個方法是從拇指指

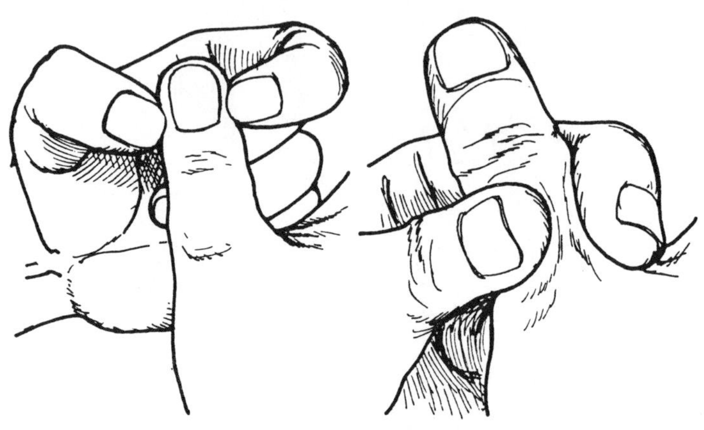

按摩整隻拇指　　按摩其指甲的兩側

根開始，向拇指全體進行往指尖方向的運作。二根拇指仔細地交互按摩約5分鐘後，雖然因人體的差異而有不同的效果，但是都會令接受治療的人產生頭部舒暢的感覺。

當頭痛的時候，在拇指的前端約5毫米處之指甲兩側，將另一手的拇指與食指，採取直立的方式，豎立在其拇指指甲的兩端，並在指縫處施予5～6次的刺激。稍微隔了一段時間後，再重複原來的動作約5回，則頭痛的情況便會因此而緩和下來。如果你有頭痛的現象，不妨現在馬上來試試看。

用如此相同的要領，在其左右兩手的手掌指甲兩側進行刺激作用時，會對整個身體有良好的影響（如圖20中所示）。因為指尖就猶如人體經絡的起迄點（參照第一八二頁）。如果長時期施行的話，就會產生相當良好的效果。

讀者可以在看電視時，一邊進行此一刺激治療法，最好養成在固定時間內操作的習慣。但要避免在就寢前，及身體不適等的時間內施行為宜。

圖20

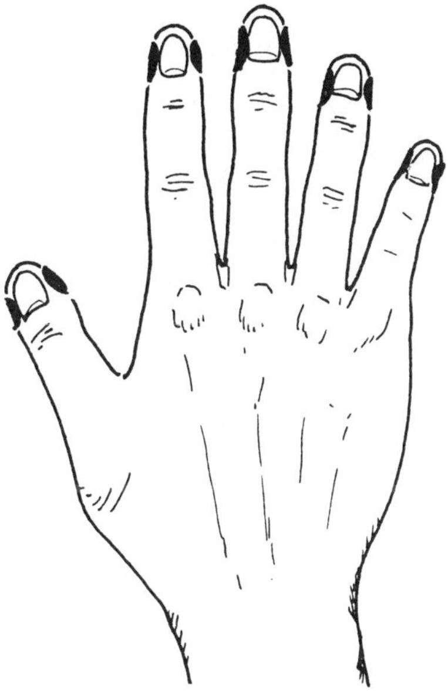

按摩各指甲其指尖的兩側

■「手掌冰冷的人，其心臟比較溫暖」是種錯誤的觀念

普通身體健康的人，其手心是柔軟而具有彈性的，而顏色則是呈紅色略帶粉紅的色澤。經常聽到有人說：「手掌冰冷的人，其心臟比較溫暖。」之類的話，其實是完全沒有事實根據的。因為手掌冰冷，並呈現不良的顏色時，就表示體內的血液及「氣」的循環不良的現象。我們可以考慮此人是否遭逢不幸，或碰到令人擔憂的事；不然就是他的腎臟、膀胱、生殖器部分有問題所引起的。這種典型的人，通常有欲求不滿的傾向，否則就是冷感症所引起的因素。

要知道：不論男女，當他（她）處在快樂及幸福時，其手與腳部，必然都是溫暖的。

當手掌冰冷時，也可能是由於頭部內出現毛病所引起的，因此若在雙手的各指上進行按摩、屈伸、施予刺激作用的話，則可促進腦部的血液循環，並使腦部的思維能力更加活性化。為了增強記憶力，在閒暇時，亦可經常做一些伸曲各指的運動。

■手指有力的人，其意志力較為堅定

指力較強的人，通常其意志力必然較為堅定，因為這是其精力旺盛的象徵。空手道界的天才——大山倍達師，可以用其指力，將一個10元的硬幣扭曲變形，表示他是一個精神意志堅韌的人。不僅如此，一個真正有幹勁的人，在握手時必然是強而有力地推動著。所以為了提高自我的集中力，以及耐性的培養，在一個人的孩童時期，就應訓練其手指的運用，藉以鍛鍊其腦力。

容易導致腦溢血病發的人，其手腳必定是不能自由地靈活屈伸，所以在平時就應勤快地多加運用手指的活動，以求達到預防的目的。

■要注意左右手的不均衡

無論任何人，都不會是左右手完全達到平衡的狀況，其間必然多少會有些差異的。但是如果過分地不平衡，就要特別地加以注意了。

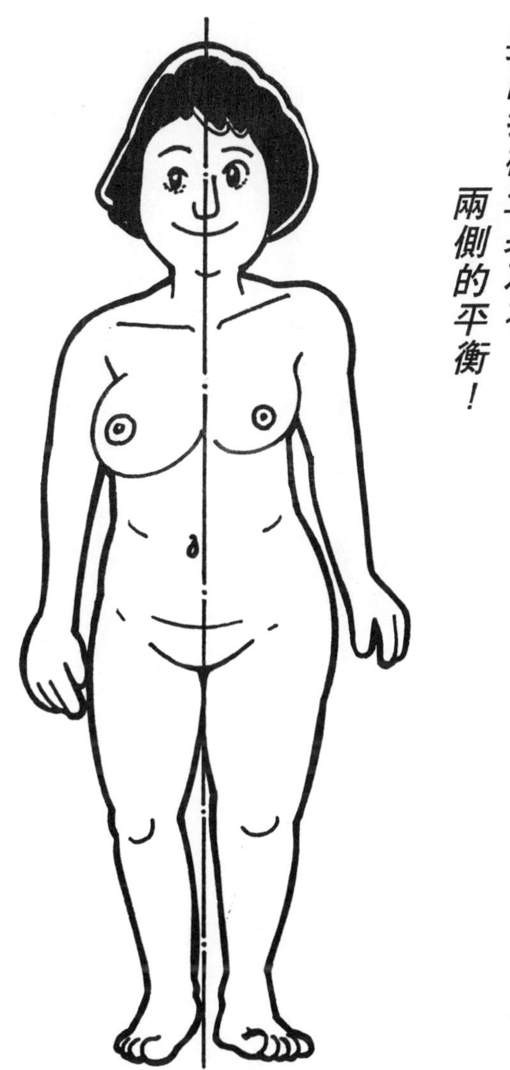
要自我檢查其左右
兩側的平衡！

通常柔道、空手道及棒球等的選手，其左右兩手的手長差距就相當明顯。就作者本身來說，其右手就比左手長了大約2公分左右的差距。

◎左臂較弱的人，其呼吸器官也會相對地較為虛弱。

◎左手，特別是左手手腕較弱的人，通常患痔，及下體方面的毛病也就會較多。

◎右手腕或右腳踝較硬的人，容易患有便秘症。

◎試著舉起雙手，看看那一邊對於伸展較為困難，而其較為困難的一方，通常就表示其內臟有異常的狀況存在。

除了上述的方法之外，關於手部的檢查重點尚有：

◎手腕較硬的人，其患有近視的比率較高。因為藉著扭動放鬆的手腕，會達到回復視力的效果，所以近視的人應要運動其手腕使它柔軟。

◎當手肘的關節外側有疼痛的現象時，可能是某處發炎的徵兆。

◎練習空手道的人，通常患有肺部疼痛的毛病之比率較高。

◎如果上手臂的外側有變硬的跡象，就表示其肺部的狀況不良好。

自下一章開始，要介紹對於各症狀所要採行的手掌反射帶治療法。在此要先說明：這個治療法並不是就百分之百地能達到治癒疾病的功效。對於嚴重的疾病，還是要依靠醫師的診斷治療，但是如果能夠配合進行此一治療法，則對於病情的改善，會有相當良好的效果。

第三章　治療不適的症狀

◆實際治療法◆

肩膀酸痛

有人說，脖子酸痛也是屬於肩膀酸痛的一種。肩膀酸痛一般人在日常生活中經常會提及，而患有此病症的例子中，東方人比西方人多，其中又特別以日本人所佔的比例最高。

造成肩膀酸痛的理由，是由於身體內的血液循環不暢所致。再加上肩膀與脖子的疲勞堆積，終而使得它變得僵硬。在東方的醫學上認為：肩膀酸痛，就是由於體內生物能源阻塞不通而引起的現象。

肩膀酸痛可說是一種「現代病」，但是讓人驚訝的是：在最近，即使是小孩子也出現了此症狀的病例。探討其原因，則是由於運動不足

手心

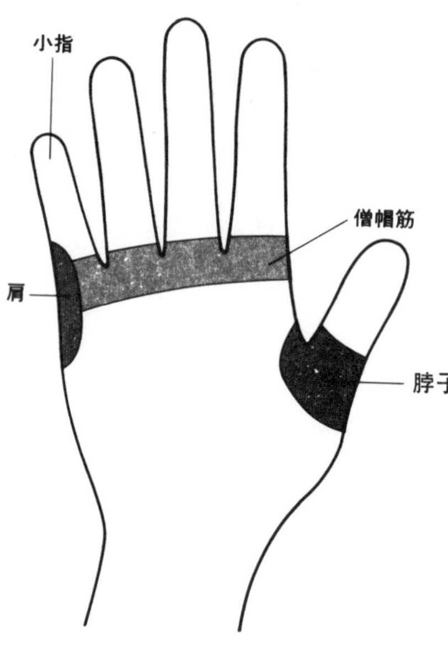

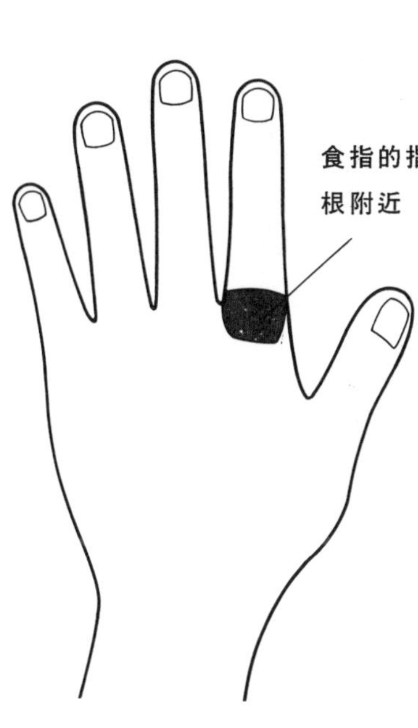

，或是長時期處於一種不正常的姿勢，終造成背脊椎的鬆弛，而導致成肩膀酸痛。

一般人皆認為：胃下垂的人較易患肩膀酸痛。其實除此原因之外，尚有許多會造成肩膀酸痛的因素。如運動不足、姿勢不平衡是其中必然的原因之外，還有，內臟器官異常、血壓不正常、貧血、荷爾蒙內分泌失調，亂視或近視導致的眼睛疲勞、以及鼻子不好等的原因，都會引起肩膀酸痛的現象。此外，就連有心事、精神焦躁不安等，造成精神上重大負擔的壓力，也都會引起肩膀酸痛。因此，使心情放鬆，來解除頸部與肩部的緊張，以約一個小時的沈思，即可緩和肩膀酸痛的程度。

在身體不適，或內臟器官有異常的情況時，都應優先列為治療的對象。

◆區域刺激的重點

對於手心上，相對於肩、頸及僧帽筋的區域，及小指的部分，要經常的給予刺激。此外，在手背的食指指根附近，也需要予以刺激，而小指尤需要經常按摩、旋轉。另外再配合上足底全區的按摩，以及全身運動的併用，相信必然會有極良好的效果出現。

當肩膀酸痛的情況能夠解除時，則人體內的血液循環就會變得順暢，臉色自然也就會紅潤起來。另外，視力及記憶力也會提高，晚上睡覺亦可睡得安穩。因此，一定要試一試這個方法。

肩膀酸痛的運動

當肩膀激烈疼痛時，會引起頭痛及目眩等病狀。另外，在患白內障之前，也必然會有肩膀酸痛的症狀出現，如果一直將酸痛問題棄之不顧，就容易引起眼睛上異常的狀況出現。

現在就來介紹一些簡單易操作的肩膀運動。

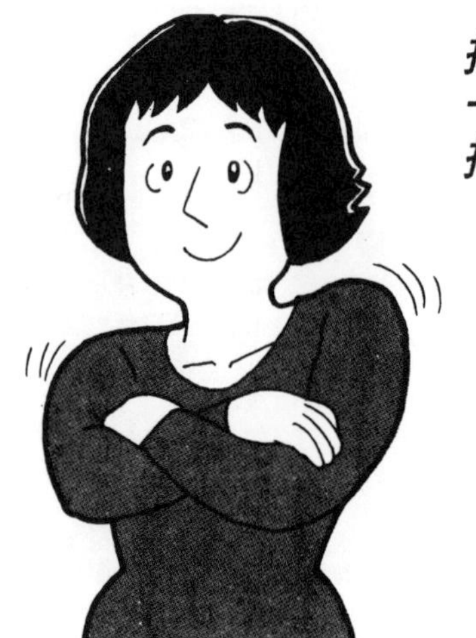

首先，要配合著呼吸動作，將兩手放在腦後交叉，然後再就著交叉的手勢慢慢地向上伸展。伸展時要先摒住呼吸，將全部的力量集中在手臂上。一直等到快憋不住氣時，才慢慢地一邊吐氣，一邊回復到原來的姿勢。如此一直反覆的練習。

此外，將兩手在胸前交叉，然後把雙手手肘抬到與肩同高，放鬆肩膀，再隨著「一、二、三」的口號聲，左右振動兩側的肩膀。如此一直反覆的操練。

常常聽到運動選手們抱怨肩膀酸痛，而做伏地挺身，則是可以增強臂力與筋肉的好方法之一。

另外，關於治療肩膀酸痛最有效、最具代表性的穴道則是：天柱、風池以及肩井。

頭痛、腦部疲勞

牙痛與配戴了度數不符合的眼鏡，都會引起頭痛的現象。頭痛又稱為頭痛症候群，其發生的原因相當多。

手　心（頭痛）

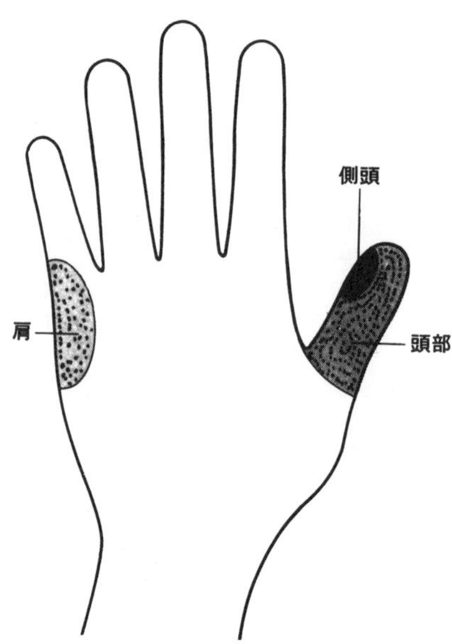

一般性的頭痛，可分為血管性頭痛及筋肉性頭痛。而除了因為感冒所引起的頭痛之外，其他大半為原因不明的慢性疼痛。重大疾病的前兆，以及過度的操勞、過度煩惱等心理因素，或許是時間性的季節變遷、生理上的原因等等，皆會引發頭痛的病況。因此，經常穿著不舒適高跟鞋的女性，就容易引起慢性的頭痛，但如果換穿一雙舒適的

手　心（腦筋疲勞）

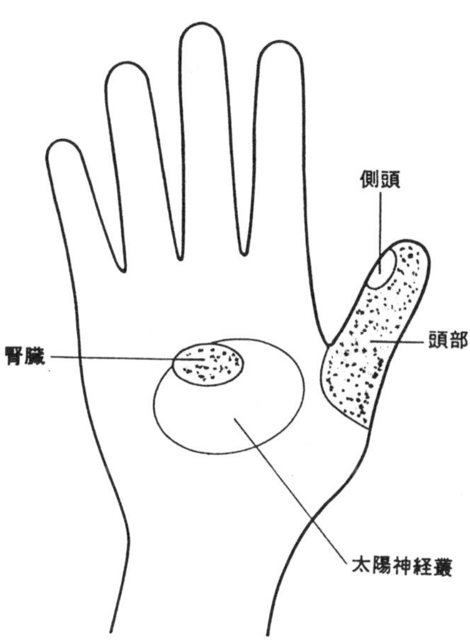

鞋子，則頭痛自然可不藥而癒。追究其病因，就是因為在穿著高跟鞋時，經常性地壓廹脚拇指與小指，而造成頭痛的煩惱。

引起頭痛的病因很多，我們最重要的工作，即是找出其發生的主因所在。有的患者是因為動脈硬化、腦出血以及腦腫瘤等等的原因，因而引起自覺症狀的頭痛，這就要由醫師的診斷，方能找出頭痛的真正原因。

患有慢性頭痛的人，經常起身走動，是相當有益的。由於人類的腦部需要大量的氧氣，而腦部所消耗的氧氣就佔了全體消耗量的百分之三十，但藉著身體的活動，可以將氧氣運送到腦部，而使得頭腦的運作活性化，因此散步是非常重要。經常走動能夠緩和頭部的疼痛，解除腦筋疲勞的困擾，所以要儘量地減少坐車，增加走路的機會。此外，打開窗戶使室內空氣流通，使新鮮空氣進入，或到戶外呼吸一些新鮮空氣、做做深呼吸，也是對身體相當有益的。

◆區域刺激的重點

當發生頭痛時，則應時常按摩其所相對應的頭部、側頭、肩部區域，以及手背的手指、拇指，和合谷穴道的附近。

此外，另一個方法是在指甲的兩側，以另一隻手的拇指及食指指尖部位，夾住其指甲的兩側，並施加壓力予以刺激（詳細請參照第50頁）。兩手的各指皆需施壓，特別是拇指部分，如此一

手　背（頭痛・頭的疲勞）

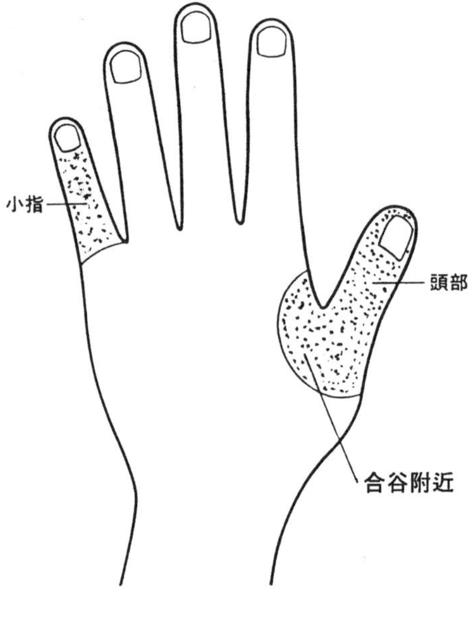

穴道刺激也有其效果

治療頭痛最有效的穴道，在頭頂有百會，在手肘部位則是曲池，在手背上則是合谷。此外，也可以在頸後指壓天柱穴。

當因患感冒而引起頭痛時，可以拿半塊豆腐和著麵粉敷在額頭上。雖然這方法並不十分科學，但也會使感覺變好，減輕頭部的疼痛。

來頭痛的程度便會減輕許多。

但是，以上的方法仍是無法完全根治頭痛，於前文中已經說明，如要完全治療康復，還是應該交由醫師來徹底診治才好。

另外有一種病情，是由於處在工作困難的情況下，或是經常持續地處於緊張狀態下，而使得腦筋疲勞，進而引起頭痛的情況發生的。在東方的醫學上有所謂「頭就是腎」的說法，如果用腦過度時，則會連帶的造成使腎臟易受感染。所以在腦筋疲勞時，先在前面所敍述的區域施加刺激作用，然後再經常按摩其腎臟及太陽神經叢的部位。

由於頭腦太過於疲勞時，會導致神經衰弱的現象，所以藉由入浴、適當的運動，或是旅行活動來轉換情緒，是絕對有其必要的。

眼睛疲勞（白內障）

大部分從事新興職業者，如電腦之類的資訊業者，經常會抱怨眼睛疲勞的情形越來越多。由於眼睛疲勞不僅是過度地使用眼睛而已，有時過度的使用眼睛、或身體過於疲倦，也都會出現此一問題。因為初期的假性近視、白內障及眼鏡的度數不合等原因而引起的眼睛疲勞，應該早日著手處理較好。況且眼睛疲勞會導致頭痛、肩膀酸痛，甚至會提高血壓，所以絕對不能等閒視之。

白內障是眼球內部的水晶體變得混濁，如果一直置之不理，則會導致失明。煩人的肩膀酸痛、高度近視、以及受到精神方面的打擊時

手　心

各指的按摩

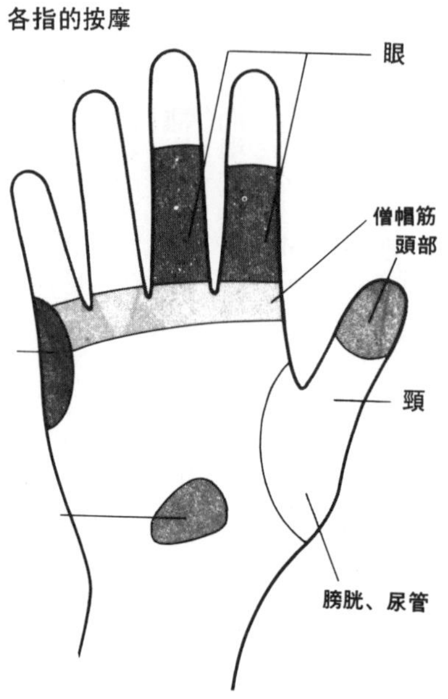

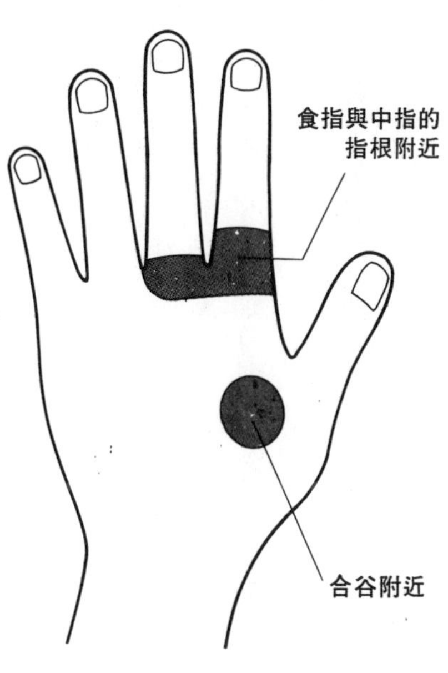

眼睛和頸部的回轉運動

眼睛的運動為①向右看。②向左看。③閉眼。④張眼後向左上方看。⑤往左下方看。⑥看左上方。⑦看右下方。⑧眼睛由右方開始旋轉20次。⑨由左方開始旋轉，做20次。之後，脖子也慢慢地擺動20次。如果每日早晚能夠做眼睛與脖子的回轉運動數次，相信會對健康有很大助益。

，都會引起眼部的極度疲勞。由於現代的治療技術相當地進步，但其中仍以運動眼睛及脖子為最有效的治療方法。

此外，所謂的由糖尿病而引起之白內障較不易治療，我們仍應首先治療其糖尿病，方是當務之急。

◆區域刺激的重點

實施區域刺激的部位，乃指手心與手背而言。在手心上所對應於腎臟、尿管、膀胱、眼睛、肩膀、僧帽筋、頭部及頸部等的對應區域來給予刺激，在各指間也須加以刺激。當眼睛疲勞，加上肩膀酸痛的問題時，應時常的按摩肩部的部位來解決疼痛。

至於手背的刺激部位，則是在位於食指和中指指根周圍之合谷穴道附近，來進行刺激作用。

頭暈目眩

如果用一句話來形容頭暈目眩的種類，則實為不勝枚舉。如：突然地站起來時，會感到頭暈；頭部變得輕飄飄的，周圍感覺天旋地轉，眼前一片漆黑、身體搖搖晃晃……等現象出現。頭暈目眩就是由於平衡神經系統出現障礙，而引起的症狀。

發生頭暈目眩的原因有許多，例如：高血壓、低血壓、貧血、胃腸障礙、近視及眼睛疲勞等眼睛方面的異常、更年期的障礙、神經症等所引起的，除此之外，還有許多原因不明的症狀。

有不少人皆受到頭暈目眩之苦，連作者本身也曾受到因頭暈目眩而引發的米尼爾氏病之苦，長達15年之久。所幸目前已經完全根治，每日方可健康愉快的生活著，但當時病發時所受的折磨，就非筆墨所能形容的苦痛了。對於時常會感到周圍不停的天旋地轉，腳連站立皆無法站穩，全身輕飄飄的，有如騰雲駕霧一般的症狀，無論是在人潮洶湧，或是車輛交錯的十字街頭，都會發冷汗，造成對外出感到恐懼的困擾。以上這種令人難以忍受的目眩，還會因個人體質不同，有的人甚至還會出現耳鳴、氣喘等等現象，是一種令人相當痛苦的疾病。

米尼爾氏病被認為是由於內耳淋巴系統的異常所引起的現象，但是其明確的病因尚未查清楚。作者當初也曾經到過耳鼻喉科及神經科去求診，並且還領了神經安定劑之類的藥來服用，但醫師們都只是說：「小毛病，不必太過於在意。」大概他們是看過太多神經質的病患，而認為這是由焦慮、不安等精神上的原因所造成的。

◆區域刺激的重點

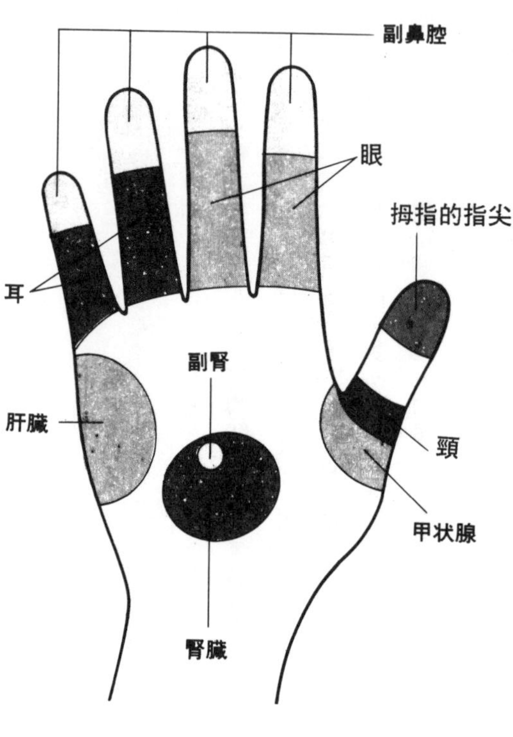

強腎的漢方

治療頭暈目眩最具代表性的漢方，是以苓桂、木耳湯及真武湯。而其中尤以苓桂和木耳湯，對於治療耳鳴及米尼爾氏病，是相當有名的強腎藥方。

此外，多食用鹹梅乾，也非常有效。

治療頭暈目眩的有效區域是在於頸部、腎臟、肝臟、副腎、副鼻腔、甲狀腺、眼睛，以及耳朵的部位。在東方的醫學上認為：頭暈目眩是腎經的異常所造成的。所以我們應特別針對腎臟、頸部及耳朵部分，仔細地給予刺激，此外，按摩腳部的第四腳趾也非常有效。

耳鳴

耳鳴的症狀，是在耳邊不時會發出「嘰——」的金屬聲，或是如同蟬的鳴叫聲，會令人感到相當的不舒服。近年來，患有耳鳴的人有日趨增多的趨勢。中國人在二千數百年前的「黃帝素問」的文獻上，就已經記載了有關於耳鳴的事，這表示古人在以前，就已飽受耳鳴之苦了。

耳鳴是由於中耳，或內耳的血液循環不良，而引起的症狀。而其引起的原因衆多分岐，即使是精通於耳鼻科的良醫，也很少能夠將其病症完全的根治，是一種令群醫們束手無策的症狀。

耳鳴除了是由耳部的毛病所引起之外，還有高血壓、心臟病等的患者，亦因此而導致耳鳴的現象。此外，如糖尿病等也會引起相同的病狀。所以，當患有耳鳴時，必須找專門的醫師，來找出其發生的原因方可。當查不出原因時，這種原因不明的情形被認為是歇斯底里的一種。即使是再健康的人，若是過度的操勞、睡眠不足及勞心等等，也通常會產生一時的耳鳴，如果是因為這個原因而引起的，就不用太過於擔心。

◆區域刺激的重點

在東方的醫學上認為：耳部是與體內和水有關的疾病相關，也就是說耳朵的疾病受腎經的影響最大。當腎臟機能遲鈍時，必須常常刺激腎臟的反應區域，以達到改善的效果。此外，也可以刺激無名指上關於耳部的反應區，以及拇指全體。經常搓揉手與脚部的小趾，能夠緩和耳鳴的症狀。

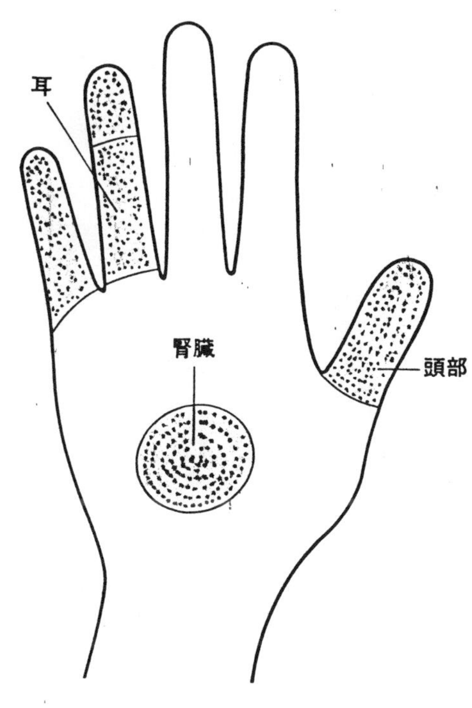

利用下巴（顎）運動來治療耳鳴

一邊用手指指壓耳垂下方的翳風穴，一邊運動下巴，會使得耳朵的血液循環變得順暢。一次約實施3分鐘左右，其效果相當良好，並可同時減輕耳鳴的症狀。

另外，像黑豆及海帶之類的黑色食品，是用來強腎的良方。

翳風穴可抑止耳鳴

鼻塞

鼻塞是由於鼻炎、蓄膿症及副鼻腔炎等的病因而引起的。但亦有的是由於心理因素而引發的。近年來激增的過敏性花粉症等所引發的鼻疾，大部分是受到強張性刺激的影響所致。

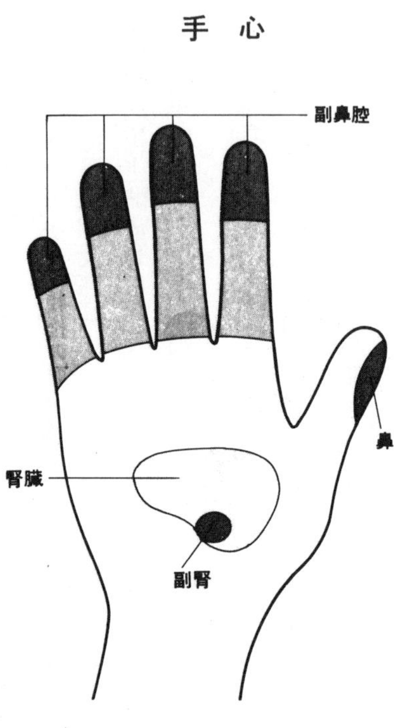

鼻塞是由於鼻腔內粘膜發炎腫脹，使得鼻腔變得狹窄，因而產生的症狀。所以要暢流血液的循環，使得鼻腔內的粘膜血管收縮，自然可消除以上的症狀。

人類的鼻子，並不是只用來呼吸空氣而已，還有調節進入體內空氣的乾溼度，防止灰塵及細菌等物的入侵之類的重要功能。當鼻子流通不順時，則無法吸入充分的空氣，而使得腦部呈現慢性缺氧的狀態。其後果會造成身體酸痛、沒有耐性，及缺乏集中力的現象。

如果患有鼻塞時，最好是能儘早地加以治療。鼻子容易不通的人，其腋下的肌肉容易變硬。所以要經常活動，做一些前屈或橫屈的運動，有助於使肌肉柔軟、堅韌。

◆區域刺激的重點

關於鼻塞的毛病，要在手心及手背上施行區域刺激。而主要是刺激副腎、腎臟及副鼻腔的區

敲打臀部及按摩鼻子

對於鼻塞的治療法是：身體趴下，以腳後跟左右交互敲打尾骶骨，這乃是最有效果的方法。每次進行約2～3分鐘，反覆地實施。

或者，是從上到下按摩鼻子兩側，使得鼻腔內的血液循環能夠流暢，則鼻子就會暢通不再阻塞了。而鼻子的附近也請一併揉揉。

手　背

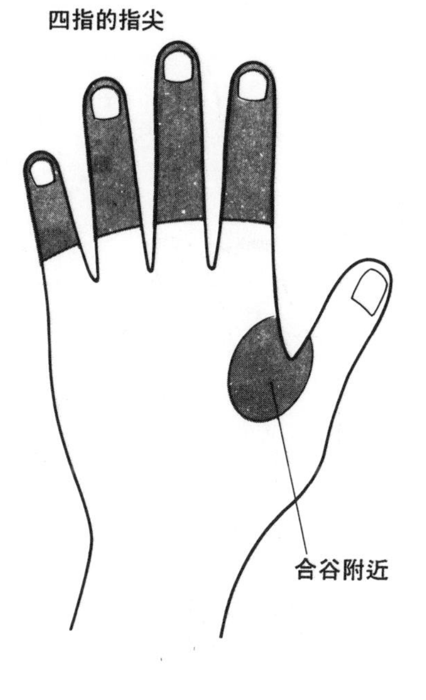

域，至於手背合谷穴附近及四指，則需要經常地按摩。

鼻子不好的人，最重要的預防工作就是要使得自己的身體強壯，所以每天都要自我鍛鍊身體。

喉嚨發炎症

扁桃腺炎、咽頭炎、喉頭炎等等的喉嚨炎症，是由於感冒、氣候的變化，還有過度的操勞皆為引發病症的誘因。另外，空氣中的病毒感染，也會導致喉嚨發炎的現象。

手　心

扁桃腺炎是件隨著發燒及喉嚨痛所引起的。由於扁桃腺的任務是防止細菌以及病毒的入侵體內，所以在感冒抵抗力較弱時會感染，因而引起紅腫發炎的現象。小孩子最容易併發扁桃腺炎，所以當有喉嚨紅腫時，就要特別地注意。要知道：扁桃腺炎相當難治癒，並且容易轉移成腎臟病。

經常暴露在塵埃多的空氣中，

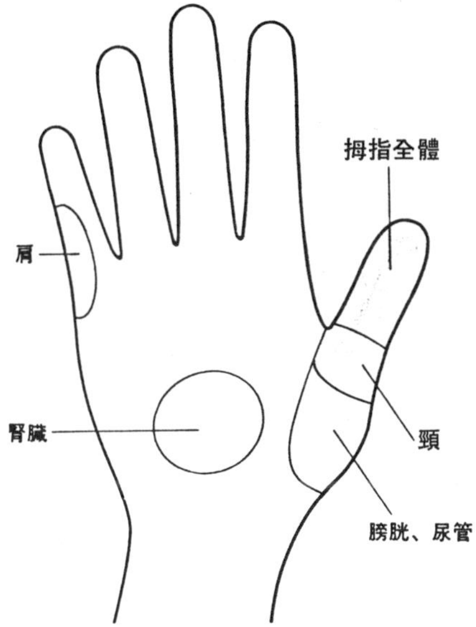

手 背

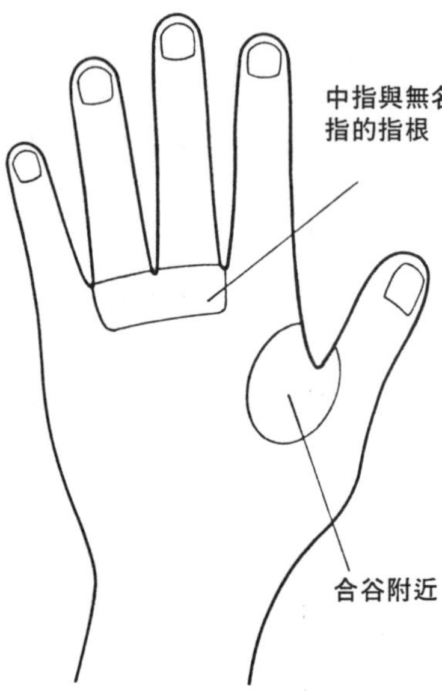

敷上塗有芥茉的溼布效果良好

當扁桃腺發炎腫脹時，在膝蓋及腳底敷上塗有芥茉的溼布，則可以達到提早治癒的效果。其製作方法就是用市面上所販賣的芥茉粉，再加上麵粉與水攪和，然後再均勻地舖在布上即成。敷在膝蓋以及腳底的部位，但是要注意：要是連續敷上三天以上，皮膚就會呈現紅色。

另外，喉嚨腫脹時，將腳浸泡在鹽水內5分鐘，其效果亦非常良好。

就會引起咽頭炎；而喉頭炎則是長時期的大聲說話，使得嗓子沙啞而引起的。

喉嚨的大敵就是乾燥。因此喉嚨容易紅腫的人，每天需要常常以水或硼酸水來漱口，予以溼潤保護。

◆區域刺激的重點

本病症要在手心與手背上來實施。對於治療喉嚨炎症其有效的區域是：頸部、肩部、耳朵、腎臟、尿道，以及膀胱。此外，也要時常按摩十指。喉嚨容易紅腫的人，其腎臟通常比較差，所以在腎臟周圍的區域，要特別仔細的加以按摩。而手背的中指與無名指指根附近，以及合谷穴附近，亦要經常的加以揉搓，如此可以減輕喉嚨的疼痛及腫脹。

打嗝

打嗝時所發出的「嗝嗝」作響的聲音，是為喉頭關閉，空氣由肺部吐出所造成的。這乃是由於橫膈膜及與呼吸相關連的筋肉部分，突然的收縮作用而引起的。

手心

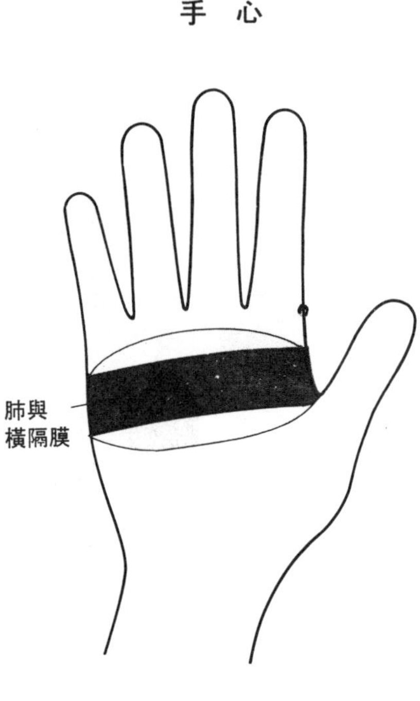

在從前，有著連續打嗝三天就會死亡的傳說。其實一般說來，打嗝並沒有什麼大害。如果膽結石，或是腹膜炎所進行開腹手術等的因素，所引起的長期性打嗝，就要特別的加以注意了。因為在其背後，可能隱藏著什麼重要的疾病。

普通人打嗝，一段時間之後，自然而然的就會停止，不用太在意。但如果施行手掌反射帶治療法的話，就會更快的收到效果。

◆區域刺激的重點

此部分的區域刺激，是要在手心上的橫膜，以及肺、手背上的橫隔膜區域上，來加以刺激。由於左右兩手的帶狀區很廣，所以要特別在手心的中央，以拇指用力地搓揉按壓方可，其效果非常地良好。

手背

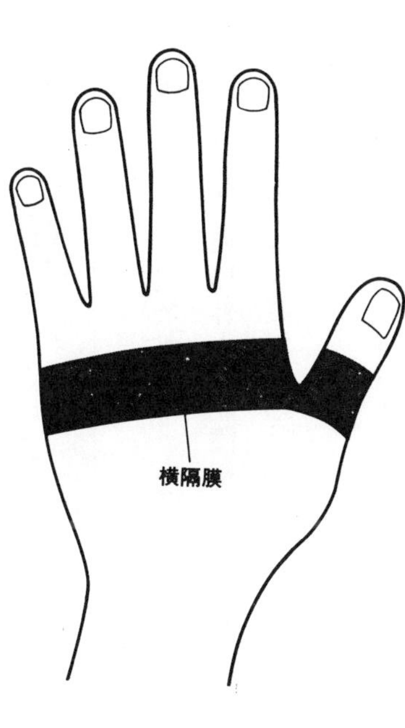

停止打嗝的竅門

使打嗝能夠停止的方法，一般為大衆所熟知的有：反覆地做深呼吸、儘量憋氣、喝冰水以及讓他人給予驚嚇等等的方法。

除此之外，在背後由上到下的中心線上，在其督脈的經絡「以手心用力的敲打」，會有良好的效果產生。而在耳垂下方的翳風穴上，以指壓的方式按摩，也相當管用。

牙痛

「牙痛不是病，痛起來要人命。」很多人都有突然牙痛的慘痛經驗，那種令人感到格外激烈、痛苦難耐的滋味，非局外人所能體會的。牙痛的原因，不外乎是由蛀牙的牙齦感染，所導致而起的疼痛。蛀牙的疼痛，其實在短時間之內是很容易解除的，所以為了要解除牙痛的原因，最重要的就是要早期接受治療。

一般人經常認為：常刷牙就不會有蛀牙。但是根據英國的調查報告指出：刷牙與否，跟蛀牙完全沒有關係，齲齒是由於鈣質缺乏的緣故所引起的。

一般患有齲齒的人容易生氣、焦躁不安。在東方的醫學上認為：「牙齒是骨頭的一部分。」所以有蛀牙的人，就比較容易造成骨折。給小孩子太多的果汁、糖果及餅乾，不僅令他們容易蛀牙，而且也會造成骨骼發育較差的現象，所以不要給他們過多太甜的零食。

牙齒不好的人，無法完全地咀嚼食物，因此會使得胃腸的負荷過重。所以特別是喜好甜食的人，必須每日攝取足量的鈣質，來強化牙齒。

◆區域刺激的重點

當牙痛的時候，在合谷穴及商陽穴上來施予刺激作用，就可以緩和疼痛。

合谷穴的位置，處於手背的拇指與食指之指根上，是一個可

商陽附近

合谷周圍

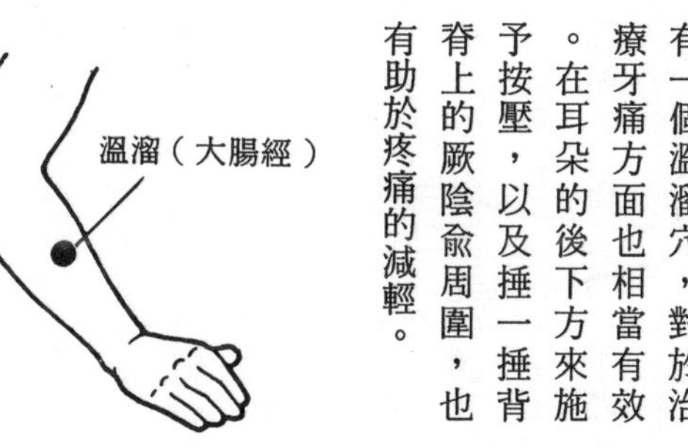

捶背

除了手上的穴道之外，在手肘下的地方，有一個溫溜穴，對於治療牙痛方面也相當有效。在耳朵的後下方來施予按壓，以及捶一捶背脊上的厥陰俞周圍，也有助於疼痛的減輕。

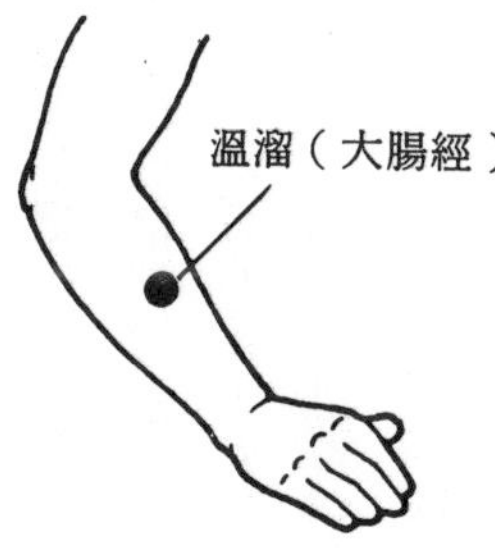

治療牙痛的名穴。所以常按摩合谷穴附近，可治療牙痛。此外，商陽穴是位於食指指尖的指甲側上，因此常按摩食指指尖，亦可達到相同的效果。而利用點燃香煙在靠近穴道的地方，以灸治的方法，也可以減輕牙痛的症狀。等到牙痛的症狀稍微減輕時，應立刻到醫院接受牙醫的治療才是。

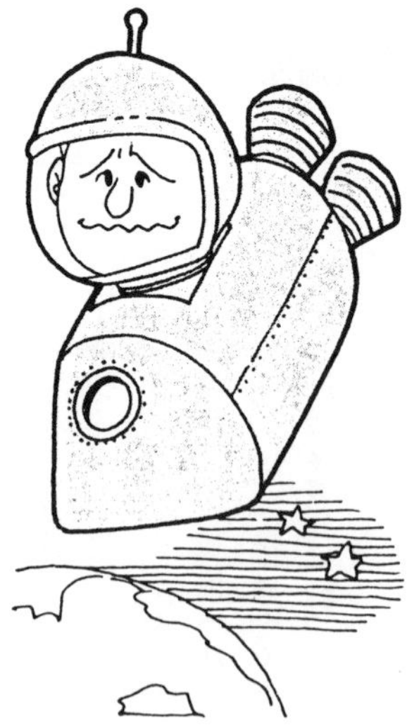

胃口不佳、噁心

當連續四、五天飲酒過量時，會有一股酸酸的暖氣湧上喉頭，就如同站在水溝周圍一樣，令人有種噁心、不舒服的感覺。

噁心（燒心），英文中稱之為Heartburn。是由於胃液在食道中逆流，或是食道下段的粘膜因一時的過敏狀態，所引起的現象。

經常有喘氣及噁心現象的人，可能是胃部有問題，例如是胃炎、胃潰瘍、及十二指腸潰瘍等腸胃方面的疾病。此外也要注意到胰臟方面的疾病，因為膽結石、狹心症及心肌梗塞等的原因，也會引起噁心的症狀。再者，在精神方面如精神過度的緊張，亦會引起噁心的現象。如果想要真正弄清楚噁心的原因，是件相當困難的工作，所以必須仰靠專門醫師的指示。

有胃病的人，經常會有噁心的症狀出現；且頸部呈彎曲的人，也常常被此症狀所困擾。當在胃部難受的同時，也會感到肺部方面有壓迫感的人，通常是因為其精神負擔過重，而導致以上的狀況。但這些心理因素的情況，只要一旦解除了精神上的負擔，其胃口難受的現象，就會自然而然的消失了。

◆區域刺激的重點

當胃口不佳、噁心時，在胃、肝臟、頭部、胰臟、太陽神經叢、及副腎等的對應區域來進行按摩，但是這種手掌反射帶治療法，僅是輔助的治療法罷了。因為頸部酸痛時，是因為胃部出現不適的狀況，所以必須要先消除頸部酸痛的現象為要。

當胃口不佳時，也可以利用散步來緩和此一症狀。如果是上班族的人士，不妨利用改變平日常走的上班路線、改乘不同的交通工具，或是改換午餐地點及食物，如此一來，說不定會有意想不到的良好效果產生。

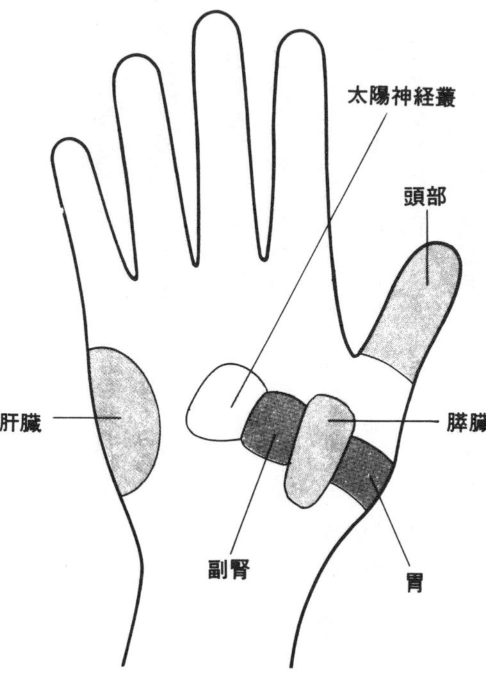

多吃酸味較少的食物

當咖啡喝多了，會引起胃口不佳、噁心的現象。

胃口不佳的現象十分嚴重時，通常是由於身體轉變成為酸性而引起的。所以要儘量地避免食用肉類，並且要多吃一些酸味少的蔬菜及水果等物。小黃瓜、蘿蔔（磨碎後食用更好）、百合的根、及白菜等蔬菜；水果方面則以桃子、枇杷、無花果等最好。此外，攝取生的海苔類，或是喝一些加有少量醬油的清湯，其效果也不錯。

另外，在漢藥中有一種有趣的處方：就是將田螺殼研磨成粉末狀，再和著水喝下去，亦可治療噁心的現象。

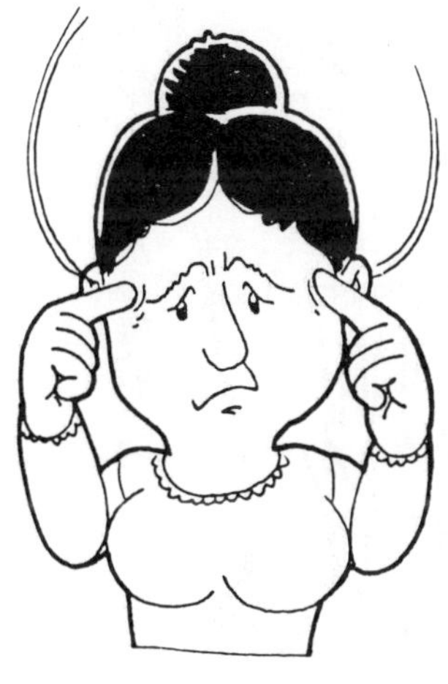

暈車、暈船及暈機

神經質的人、胃和體質較弱的人，以及過度保護的小孩子，容易因暈車、暈船，而引起頭痛、目眩頭暈以及氣喘等不舒適的現象。另外還有一種說法指出：暈車及暈船的症狀，是屬於自律神經失調症的一種，或是由於內耳的平衡感覺失調所引起的。

睡眠不足、疲勞、及空腹、暴飲暴食等，都是引起暈車、暈船的原因。而且一旦感覺暈車時，可能會再度引起暈車的現象，所以精神上則會感到壓迫不安。由於這種反覆的暈眩會造成令人感到煩惱與痛苦，因此我們自己必須不斷的提醒自己：「我不會再暈」的心理準備。

預防暈車、暈船及暈機的祕訣

①含著松樹的葉子或根。

②在手腕上戴上橡膠製的護腕帶，再於手腕部分施加按摩。

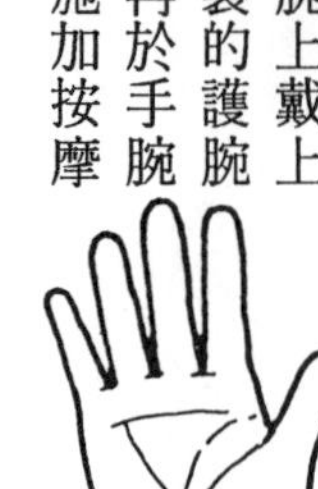
在手腕上繫上繃帶

③對於所謂的名穴來進行指壓：如頭頂上的百谷穴，以及頸後的天柱穴皆可。

④事先不斷地揉脖子。

⑤脖子歪曲的人容易暈，所以一定要先治療頸部的毛病。

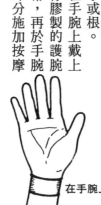

當乘坐交通工具時，會暈車的人應避免空氣循環不好的地方，或是搖晃太過於厲害之處。如船的正中央、飛機或公車的前段位置，比較不會晃動。不過不論如何，在出門之前要先調適好自己的身體狀況，這才是最重要的。

◆區域刺激的重點

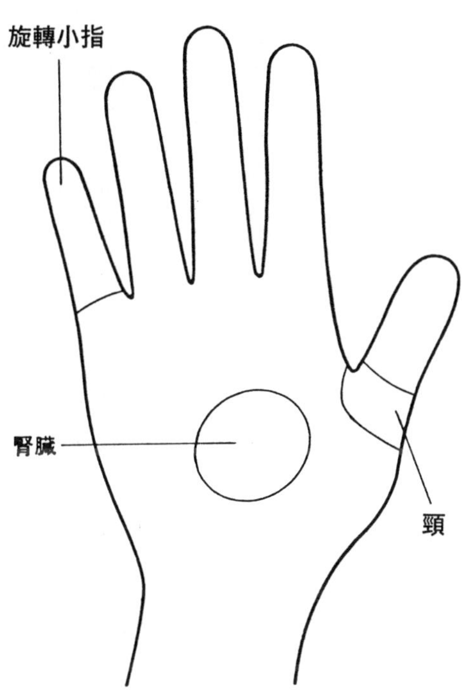

關於會暈車的症狀，則在以腎臟為首的反感區域來給予刺激，並且還要旋轉小指，以達到效果。以上的動作，都要在乘坐交通工具前的三十分鐘來預先施行。

小指的旋轉作用，對於暈車等症狀的減輕，具有相當的效果。

便秘

便秘是由於生活不規則、精神負擔太重，以及運動量不足等原因所引起的。而僅吃一些易消化的食物，也容易造成便秘。在患有便秘傾向的人當中，以女性佔了壓倒性的比例。便秘的嚴重性，可說是因人而異，有的人甚至2～3個禮拜未曾排便，也是極稀鬆平常的事呢！便秘會造成長青春痘、老人斑或皮膚粗糙的現象，甚至會引起倦怠感以及疲勞感，因此無論如何，都必須消除便秘。

便秘大致可區分為弛緩性便秘及痙攣性便秘二個類型。

弛緩性便秘是由於大腸機能的減退所引起的。當僅吃一些容易消

手心

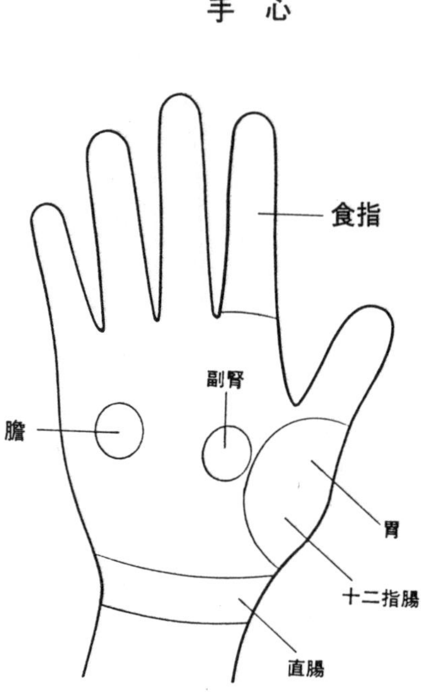

化的食物時，對於腸子的刺激會減弱，因而造成腸胃蠕動不佳。結果就會造成食物經常滯留在腸子中，排便也就無法通暢。而痙攣性的便秘，則是由於腸子的運動過於激烈，而引起的病症。主要的原因，是由於精神方面的負擔過重，及緊張的情緒，導致腸子的過敏，使得大腸痙攣，阻礙了糞便的通路，而造成便秘的現象。近來，關於痙攣的便秘，則有日趨增加的情勢。

除了以上二種病狀之外，也有稱為直腸性便秘的症狀。就是當經常在有便意發生時，怎麼樣也排泄不出來的狀況。

手　背

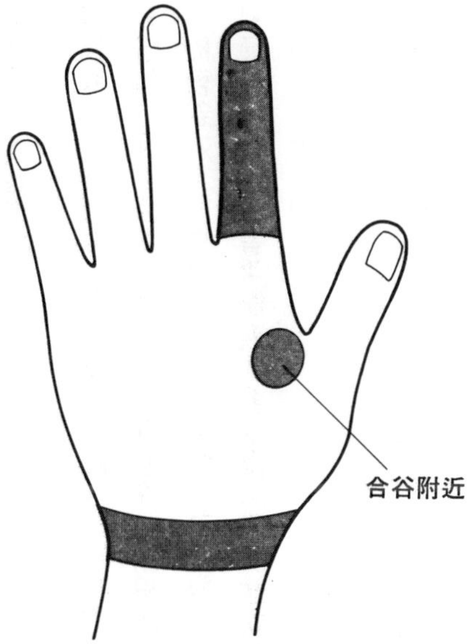

合谷附近

在瑜珈術上認為：在吃飯的時候，便會有糞便的產生，是一種正常的狀況。因此不要神經質，當2～3天沒有排便時，只有保持愉快的心情，不久之後必然可以排便。

總而言之，當在無法排便時，必須使生活步調正常化，再加上適度的運動量，是最重要的。

◆區域刺激的重點

關於便秘，要在直腸、胃、十二指腸、膽囊，以及副腎的反應區域上給予刺激。並且按摩食指，特別是在其指根的附近。另外，在手背上的合谷穴上施予按摩，也可消除便秘。

容易便秘的人，會有手腕較硬的傾向，因此經常地甩動手腕，旋轉腳踝也具有相當的效果。

此外，亦可在頭頂上的名穴——百會穴上輕叩及按摩，來達到消除便秘的目的。

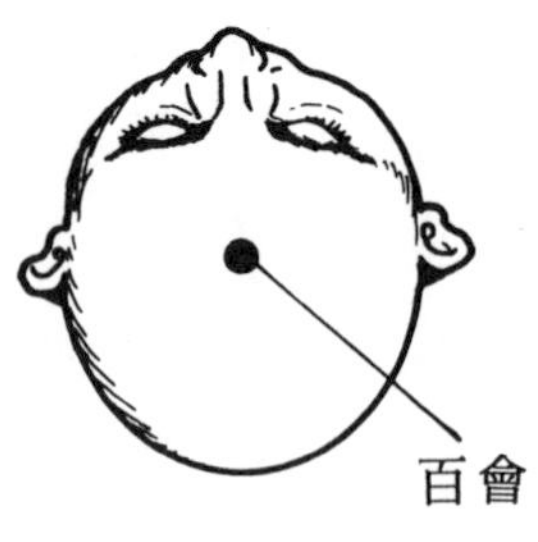

多攝取植物性纖維

因為東方人的腸子比西歐人長約2倍左右，所以不適合多吃肉類的食物。僅吃肉而少吃蔬菜的人，由於營養上的不均衡，便會造成排便不好的現象。為了使排便順暢，便要多攝取植物性纖維的食物。如：甘薯、牛蒡、葱、蘆筍及小黃瓜等蔬菜；黃豆、紅豆、及菜豆等豆類，或者是蒟蒻亦相當有效。此外，牛乳也可促進排泄。

多吃糙米，也可消除便秘的煩惱，因為糙米需要多多咀嚼，這就是促進排便的關鍵。

第四章　減輕難治疾病的症狀

高血壓

40歲以上的男性，約有四成左右的人血壓過高，這可以認為是精神負擔太重所導致的。

高血壓的發生，會由於年齡及性別的差異，多多少少有些不同。高血壓最高時，在一百六十釐米以上，最低也在九十五釐米以上；而正常的血壓，最高在一百二十釐米以下，最低則在八十釐米以下。

高血壓患者，通常會自覺到肩膀酸痛、失眠、頭暈目眩、耳鳴、及頭痛等的症狀。如果一直不加以注意，則可能會導致心臟病及腎臟病等的併發症。高血壓在成人病中，就如同是一觸即發的板機，因此在平常就必須留意控制香煙、酒、鹽分，並多做散步等不劇烈的運動。

如果患有高血壓的病患，採用強施行用降壓劑來壓低血壓，是非常不好的方法。特別對太胖的人而言，刻意地使血壓降低，會對身體產生相當不良的影響。

要是血壓稍微高了一些，但十分安定的話，就應該沒有什麼大礙。

◆區域刺激的重點

對於高血壓，則要在頸部、喉嚨以及頭部全體來施予刺激。此外，振動及旋轉手腕及腳踝、捶捶手腳，這些運動都有降壓的作用。而以電動按摩器在腳底刺激，或是以可樂的瓶子等物來敲、捶腳底，亦相當地有效，大概可以令血壓降低20～30釐米左右。

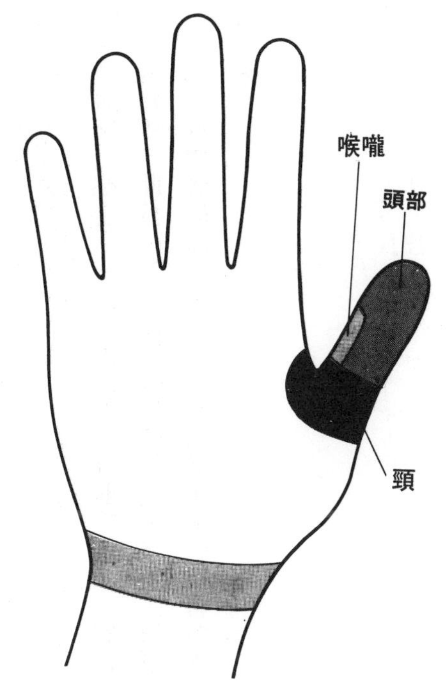

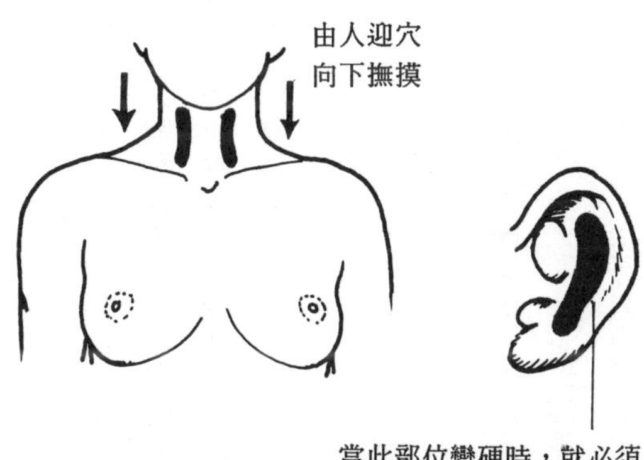

降低血壓的穴道

在耳朵表側上，有個叫做降低血壓點的地方。當血壓高的時候，此點會變硬，因此要用拇指好好地搓揉。此外，在頸部喉嚨部位的人迎穴道，把它從上到下撫摸幾次，血壓會稍稍降低，人也因此而感覺到舒服一些。另外，在頭頂上的百會穴上指壓，也是相當地有效。

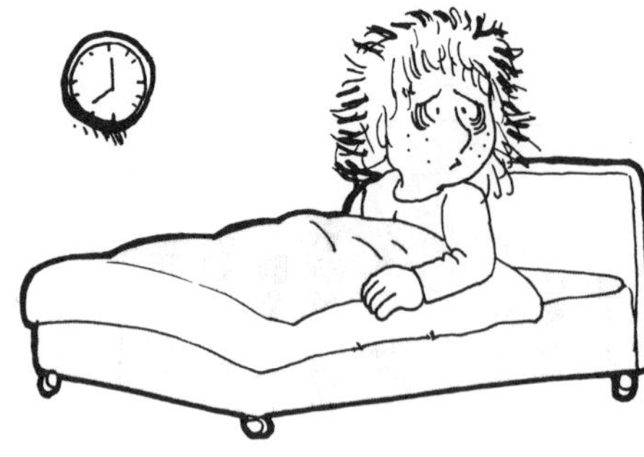

低血壓

低血壓在一般的情況下，男性最高點在一百釐米以下，女性為九十釐米以下，皆為正常的現象。

低血壓的病患中，以女性居多。一般來說造成身材較瘦、神經質、睡不好覺、無精打彩等現象。且有頭暈目眩、猛然站起來時會發暈、耳鳴、手腳冰冷、容易疲倦等的症狀出現。此外，低血壓特有的症狀，是循環系統不活潑，使得血液循環時，其末梢部分無法充分地得到血液補給。

再者，胃腸的機能會變得較弱、食慾不振、便秘的情形也相當多。所以要多吃一些易消化的食物，飲食方面也要正常，並要注意多做緩和的運動。

患有低血壓的人，只要平日沒有不舒適的症狀出現，就不必要太過於擔心。況且低血壓的人比較不容易患動脈硬化的疾病，因此較為長壽。

◆區域刺激的重點

對於低血壓，首要對腎臟以及頸部的對應區域來施行刺激。一般來說，低血壓的病人中，患有東方醫學上所謂的「腎虛」之比例相當高。因為腎臟機能的減退，使得內分泌及生殖器官等也會呈現衰弱的現象。所以必須在腎臟部位多加刺激。

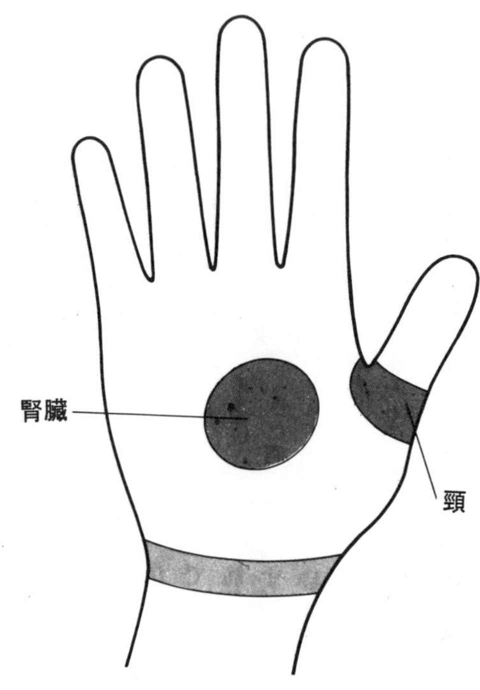

手腕和腳踝的回轉併用

患有低血壓的人，其末梢血管的血液循環不良，因此需要好好地按摩全部手指，促進其血液循環。除了輕揉手腕和腳踝之外，做一些甩動手腳的運動，也相當地有效。但需要每日持之以恆地做這些運動。

低血壓的人容易睡不好覺，頭會發脹。所以每日早上起床時，以兩手交叉施力，或做印結法，由於兩手施予強力的刺激，頭腦也就會因此而舒服順暢。

糖尿病

糖尿病是由於體內胰臟所分泌的荷爾蒙——胰島素不足，所引發的疾病。病因就是尿液中的血糖含量過高，由尿液中排出。

糖尿病被認為是日趨富足而引起的疾病。因為第二次世界大戰後，在飲食生活方面，由於愈來愈充足，這種疾病也就日漸增加。當初在戰爭結束之時，由於食糧匱乏，幾乎沒有糖尿病的存在。況且由於糖尿病乃是相撲力士特有的老毛病，可知飲食對於糖尿病人的重要關係性。最近幾年，年輕糖尿病患的比例有增無減，出人意外的是：連小學生中，也發現了患有糖尿病的例子。在豐衣足食的現代人，糖尿病患實在是越來越多了。

糖尿病除了遺傳的因素之外，吃太多、肥胖、神經緊張等因素，皆為引起發病的契機。一般來說：胃腸強壯的獨斷獨行者，比較容易患糖尿病。但如果一直棄之不管的話，其性機能會減退，因而造成陽萎，且對病菌也沒有抵抗力。再者，由於糖尿病而引起的併發症，也相當的可怕。如：高血壓、動脈硬化，或是腦溢血、心肌梗塞等成人病，病發的機率都相當高。如果因糖尿病而引發白內障，嚴重時甚至會導致失明。

當發現有容易口渴、疲倦、尿量變多的症狀出現時，就要多加注意了。另外，太胖及突然變瘦的人，也必須要注意患病。

一旦糖尿病發現得太晚時，就無法完全治癒，將會成為一生負荷的包袱了。所以，早期發現早期治療是重要的不二法則。而糖尿病對於其病患而言，食物治療法是絕對不可缺的，因此必須

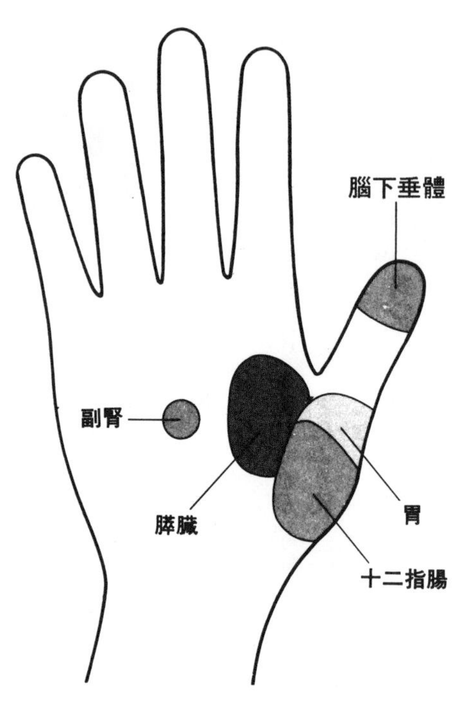

食物治療法中，以糙米較為有效：

糖尿病患者，在其主食方面，以糙米來調適身體的狀況最為有益。因為糙米的含油量少，對病患較好。並且要稍稍加以蔬菜的攝取，而海藻及含鈣質多的食物，也要多加攝取。蘭草的處方用來煎藥服用，亦相當有效。

有恆地接受醫師的對談及治療。

◆區域刺激的重點

以手部反射帶治療法，可用來作為醫治糖尿病的輔助治療法。要在胰臟、十二指腸、腦下垂體、胃及副腎等等的對應區域，來施予刺激。

另外，位於上腹部，有個中脘穴道，此乃是有助於促進胰島素分泌的名穴，常常以指壓來刺激此部位，會相當有助益。

心臟病

現在人類的死亡病因中，心臟病與癌症、腦溢血，一起列為死亡順位的前幾名。

心臟病發的起因，大部分是由於血管老化，或是動脈硬化所引起的。由於冠狀動脈是將血液內的氧氣輸送到心臟的筋肉（心肌），如果此一冠狀動脈的運動不足，就會有變硬的情形，血液流通的道路自然更加的狹窄，而使得心肌缺氧，終於導致為狹心症及心肌梗塞。

成為動脈硬化的主要原因為：膽固醇太高、高血壓、吸煙、運動不足，及精神方面的負擔太大、壓力、大氣污染等皆會引起病變。再者，肥胖也是重要的原因之一。當體重增加時，心臟的負荷量也會隨之增加，所以適當的運動是強化心臟不可或缺的條件之一。

當出現頭暈、目眩，以及心跳加快的現象時，或在爬樓梯會上氣不接下氣，就必須注意，看是否為心臟病的徵兆。

此外，近來有越來越多的人，雖然身體沒有任何不舒服的部位，但仍會感到心臟突然的怦怦亂跳，或胸口會感到憋悶難受，這乃是心臟神經症。其主要的發生原因是由於精神上的不安及恐懼所致，此外，吃太多太飽，也是原因之一。但無論有什麼不舒服，或身體有任何異狀，皆須仰仗專門醫師的診斷才是最正確的。

◆區域刺激的重點

由外行人來判斷心臟病，是相當不明智的舉動。所以手掌反射帶治療法完全是站在一個輔助治療的地位，心臟病還是必須交由專門醫師來詳細

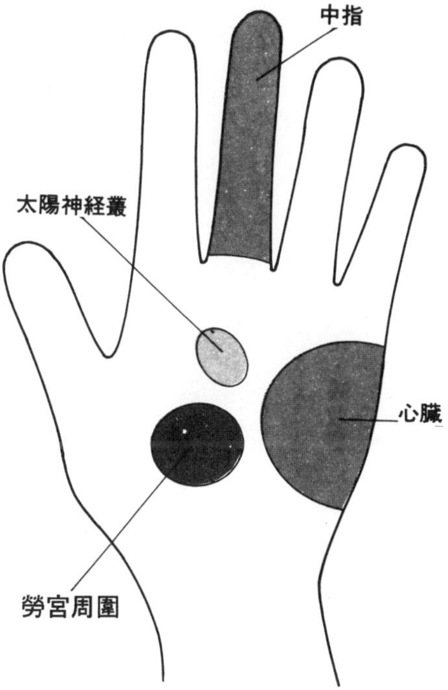

鈣質可以防止動脈硬化：

多攝取鈣質，則較不易引起動脈硬化，所以請多食用裙帶菜（海帶的一種）、鹿尾菜、及昆布等等的藻類食物，以及糙米、麥飯（由大麥、裸麥摻大米所做成的飯）、小魚之類的食物。因為土壤中，其含鈣量很少，只有往海上發展，來尋找鈣質含量高的食物，如：小魚、魚類等等。此外，心臟病也要注意控制鹽分的攝取方可。

檢查判斷方可。心臟病的主要對應區域是在心臟、太陽神經叢的部位。此外，中指與心臟的關係也很深，必須要經常按摩，而手心中央的勞宮穴上，也需要予以指壓。當突然地心跳激烈時，只要在勞宮穴上用力地壓，則能鎮定心跳的加速。

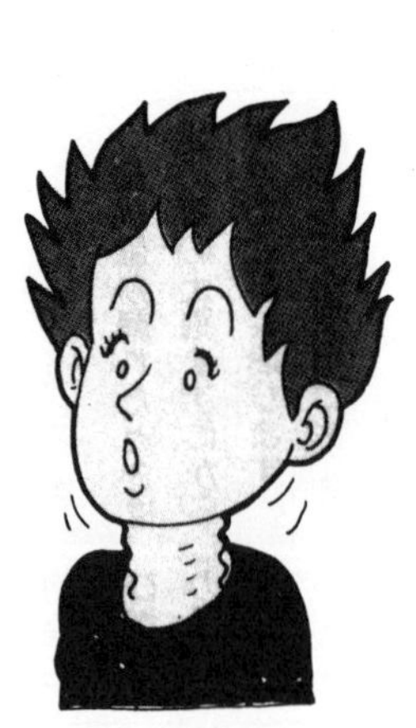

肝臟病

在右肩胛骨的下方，與腹部的交界處，請以雙手的手指試著壓壓看，如果會感覺疼痛的話，就可能是肝臟功能上有問題。此外，如果是有硬塊出現，其症狀可能是更加的嚴重了。

有一說法指出：「肝腎為身體的關鍵」。因此可知，肝臟與腎臟乃是維持生命上，不可欠缺的重要臟器。肝臟的功能，是將被胃消化、吸收後的養分，改變製造成為身體所需要的形態，並且具有將酒精或添加物等的有毒有害物質，轉變成為無害物的解毒功用，以及調節溫度寒暖的保溫作用……。因此，肝臟又名人體內的「化學工廠」，肩負了五百個種類不同的工作使命。

當肝臟稍稍發生毛病時，仍會有耐力地持續工作下去，不會立刻表現出來。於是疾病也就慢慢地潛入體內。等到一旦發現異常時，通常已為時晚矣。肝病的最初徵兆，是臉上出現斑點、手心出現紅斑。另外，容易感冒也是其特徵之一。

再進一步的症狀是食慾不振、喘息、體溫較高、肚子發脹、眼球及皮膚變黃、黃疸出現，也會引起倦怠感。而刷牙時若會喘氣，也必須多加注意。肝臟一旦發生惡化後，便不會再回復到昔日的健康，所以早期發現、早期治療是非常重要的。

◆區域刺激的重點：

在中國古代的故事中，曾有過「肝膽相照」的典故，由此可知：肝臟與膽囊的關係，的確是緊密地相連在一起。所以在右手的肝臟與膽囊之反應區域來給予刺激，或是在副腎、十二指腸的對應區域上，以拇指來施予按摩、在足底部分的區域來施予刺激，皆相當的有效。肝臟的反應區域在右腳底部的中央稍稍偏外側的地方，再加上手腳的拇指與肝臟也有關連，所以必須要經常地按摩。以上的運動皆要每日持之以恆地實施，方能有最大的成效出現。

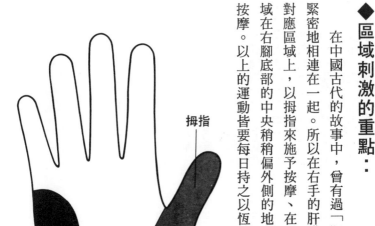

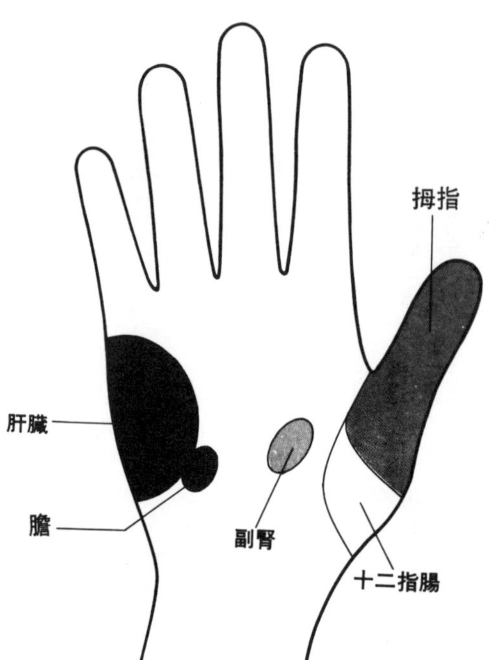

味噌蜆湯有助於恢復肝臟的疲勞：

從以前就有一帖古方：味噌蜆湯對於肝臟非常有益。但是須要一日3回，持續一週以上的食用方可。除此之外，海藻類、昆布、蕃茄、南瓜、以及動物的肝臟類都對肝臟相當地有幫助。

腎臟病

在東方的醫學上認為：腎臟乃是生物能源所寓於的場所，因此，當腎臟的機能減退時，人類的身體運作就無法繼續地工作。腎臟的功用，為血液循環的通路之一，並且要將身體內的無用廢物，經由尿液排出體外，另外還有調整身體內的水份等的重要功能。

如果腎臟功能惡化時，會引起精力減退、高血壓，以及動脈硬化等疾病，此外，也會引起關節炎。一旦得了腎臟病，是不大好醫治的，並且如果病情繼續惡化，則會變成性命攸關的尿毒症、腎功能不全等重疾，因此務必特別地注意。

作者本人過去也曾患有慢性腎臟病，甚至為之苦惱了十數年之久。記得當初被宣告無法醫治好時，實在是絕望己極，了無生趣。但當我精專於養生之道後，竟然奇蹟似的治癒了。患嚴重的腎臟病時，會出現上、下肢及臉部浮腫、感到倦怠、頭部沈重、臉色不好、及血壓上昇等的症狀出現。

當患慢性腎臟病時，則沒有這些快速出現的症狀。如果有浮腫及血壓上昇、尿中帶血的情形出現時，首先必須先自我懷疑看看是否得了腎臟病。腎臟病患，臉部會出現浮腫，特別是眼瞼部份，其浮腫的現象最為明顯。

腎臟是與精神關係相當密切的器官。因此過度疲勞、操心，及悲傷等的情緒不安定，也是引起腎臟病的主因之一。所以最重要的是保持身心愉快、使心情放鬆。

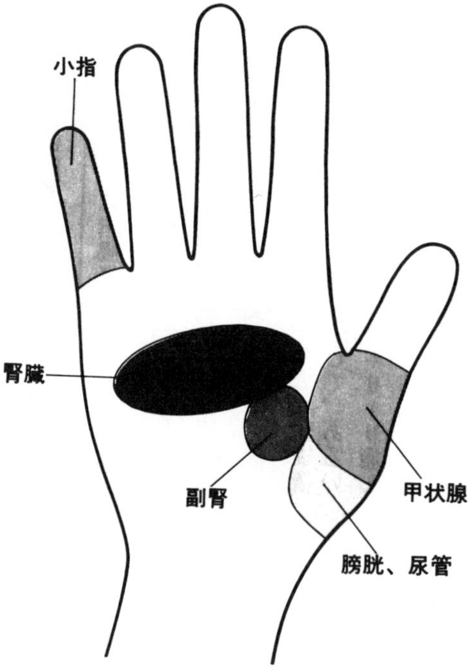

小指
腎臟
副腎
甲状腺
膀胱、尿管

消腫的方法：

飲用燉紅豆湯，對於消除腫脹非常有效果。一日約喝2～3回，每回飲用2杯左右，就可以消腫，請讀者務必試試此一方法。或者在腳底，敷上有石蒜花，或芥茉的溼藥布，也是消腫的良方。

另外，對於排尿困難的人，飲用由接骨木及玉黍蜀鬚各半所煎出來的湯，亦相當有助於利尿。

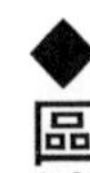

區域刺激的重點：

與腎臟最有效的對應區域是：腎臟、膀胱、尿道、甲狀腺，以及副腎。在手心上大約中心位置，屬腎臟及副腎區域上多多地給予刺激。小指是生殖器官的反應區域，也請多加按摩。以上的刺激作用，每日約實施10分鐘，另外，在腳底部施予刺激，也很有效果。

胃腸病

關於胃炎、胃潰瘍、十二指腸等的胃腸疾病，其發生的最大原因是由於暴飲暴食、精神緊張、負擔過重所引起的。在中國古代的文獻中曾經記載：「胃疾是起源於精神方面。」精神上的打擊、工作及人際關係的重大壓力，及考試等方面的功課壓力，這些精神方面的負荷，會敏感地反應在胃上。

例如：在重要考試之前，或是遇到重大會議時，很多人都會有胃如針扎的疼痛經驗。

輕度的胃潰瘍，是那些身處分秒必爭工作崗位的人員，如廣播員、有關大衆傳播的工作者，其共同的職業病。此外，薪水階級的人員中，特別是那些容易有精神負擔的管理人員，其得到胃潰瘍的情形更多了。

最明顯的例子，是受衆人歡迎的流行歌手——卡本特兄妹。其妹妹瑪麗•卡本特所患的厭食症，是衆所皆知的事。有食慾是身體本能就具有的反應，但最近有許多年輕的女性，過份地恐懼肥胖，而使得胃部有完全接受不了食物的症狀出現。由此可知：精神的確支配了胃，這一說法並不為過。

胃腸病特有的症狀是：燒心、胃痛、肚子痛、消化不艮、喘氣，與打嗝等等。如果長期地壓抑胃炎，則容易轉變為慢性胃炎。慢性胃炎的患者，大多是由於粗心不在意而導致的。慢性胃炎會使得食慾及性慾減退、心情鬱悶不順暢、皮膚粗糙、長舌苔、口臭等的症狀出現。如果胃炎的情況持續地惡化，嚴重時甚至會導致胃潰瘍、十二指腸潰瘍及胃癌等的危險。所以要早日找專門醫師相談，才是解決的上策。

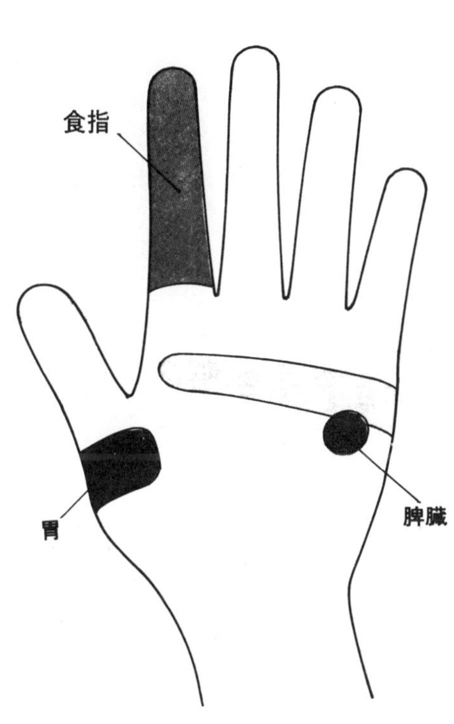

胃部不好的人，由其體型的外表上看來，肩膀會歪向一邊，頸部有點彎曲，此外，胃壁與臉部也會同樣地呈現不明亮的顏色。

由於胃腸方面的疾病，與精神的因素關係相當大，所以有時間必須到郊外走走，或做做運動、洗洗溫泉，藉此改變一下生活的環境、調劑身心。另外，在飲食的時候，經常沒有咀嚼完全，或是狼吞虎嚥，都是造成胃弱的原因。因此在吃飯時，要細嚼慢嚥、心情保持愉快才是。

◆區域刺激的重點

關於胃弱，主要乃是針對胃及脾臟的反應部位，來施予刺激。當胃腸的狀況不良時，除了在胃腸部位按摩之外，另外，也請在橫行結腸、上行結腸、下行結腸、S狀結腸的各個結腸部位，以及十二指腸、小腸的部位，多予以按摩治療。

而由於食指上有大腸的神經通過，所以要經常按摩、旋轉，給予充分的刺激。

當激烈疼痛時，可與穴道刺激法併用，效果更佳

當胃與腹部發生激烈疼痛時，用力在梁丘穴上指壓，則可達到緩和激烈疼痛的效果。梁丘穴位於腳部伸直時，其膝蓋外的凹穴上。在此穴道進行揉搓指壓後，可以減輕疼痛。此外，如果劇烈疼痛時，在大腿肚內側的腿根附近之陰廉穴來按摩，亦相當有效。同時，也請在百會穴上進行指壓。

對胃腸有益的煎藥

蒲公英的根部，對於慢性胃炎很有效果。以2公克曬乾的蒲公英根部，加上二百cc的水，一直煎煮到剩下一半的水為止。一日喝三回，於飯前空腹時服用。

而胃潰瘍及十二指腸潰瘍時，飲用搗碎的馬鈴薯所擰出的汁液，一日二回，則會有驚人的效果出現。

胃痛及下痢時，則服用黃蓮所煎煮的藥，其效果亦十分良好。另外，服用胡黃蓮、龍膽草、及熊膽亦十分有效。

高麗菜有助於回復胃部的潰爛，所以請多生吃高麗菜。

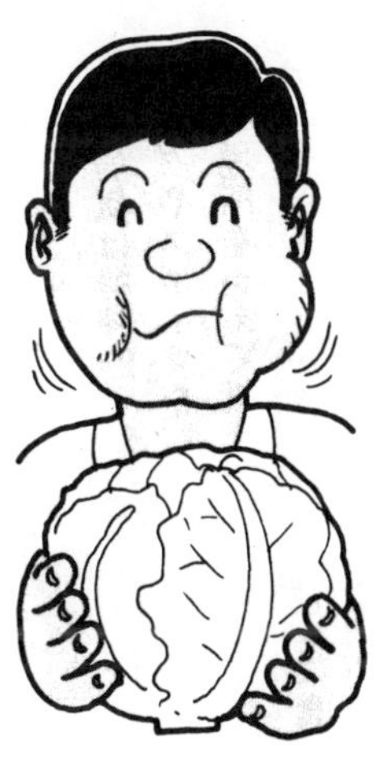

肛門的疾病

肛門方面的疾病，最具代表性的就是痔瘡。痔瘡是一種難以啟齒的疾苦，而事實上，大約有百分之七十的人，曾經有過此一經驗，或目前仍為此隱疾所苦。

一般所謂的痔是指痔核，也就是疣痔。痔瘡本身是由於肛門部分的靜脈叢上產生淤血，而形成如小型瘤狀的腫包。症狀如果惡化時，就會變成裂痔，或是因肛裂而引起大量出血，更嚴重的甚至會引起脫肛。

便秘是痔瘡的發生主因，或者由於肝臟病、循環系統障礙等因，皆可能會引起痔瘡。另外，在女性生育時期，也容易引起痔瘡。除了以上的情況之外，長時間坐著的人，腰部以下發冷，以及食用過多如芥茉等強烈刺激物，皆會患有痔瘡。

一旦得了痔瘡，是相當難以治療的，即使是開刀，也很難完全治癒，所以在日常生活中，就必須多加留意。

關於治療方法，首先，則是要由治療便秘上著手。因為痔瘡就是在排便時，對肛門造成負擔所引起的。在飲食方面亦要加以調整控制，使飲食正常，自然就可以舒暢地排便了。另外，當有腹瀉的情況時，也需要多加留意。第二，要經常保持肛門部分的清潔。使用脫脂棉花沾上溫水擦拭，保持肛門的溼潤。另外，以溫水沖洗馬桶再如廁，對於肛門的保護也是很有助益。

除此之外，也需要控制酒及煙，以及避免使腰部發冷。

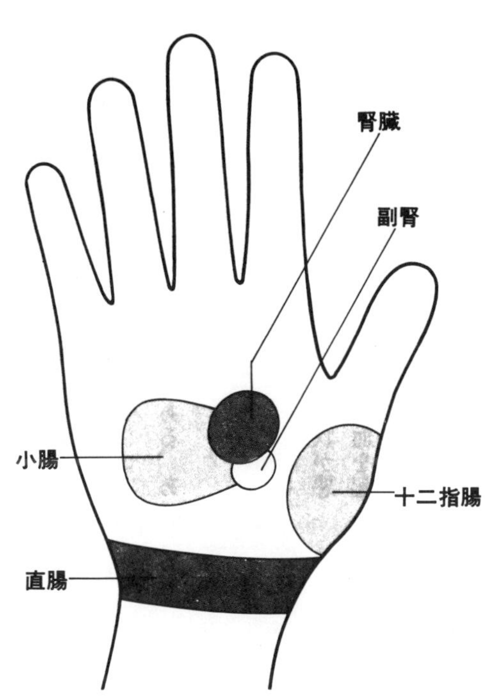

穴道法及漢藥，對於治療痔瘡相當有效：

在頭頂上的百會穴上予以按摩時，能夠促進血液循環，對於治療痔瘡相當有效。因此要經常地按摩、輕敲，也可用牙籤稍加刺激，如果以灸治，也很有用。

漢藥中的大黃，對於暢通排便很有效果，這是許多讀者早已熟知的了。另外，如果糞便過硬時，飲用乙字湯，也會達到良好的作用。

區域刺激的重點：

關於症狀較輕的痔瘡，在直腸、腎臟、小腸、副腎、十二指腸周圍的反應區域上來進行按摩，會相當有效。特別要在直腸及腎臟部位，加以按摩。

假性近視

一般來說，人的正常視力約在一·二～一·五之間。但是事實上，有百分之60～70的國民，其視力低於一·○，為世界上近視患者衆多的國家之一。有些高山民族與沙漠民族，其視力皆非常的好，甚至還有能到達約六·○的程度，實在令人感到驚歎。

一般人在中學、高中時代，其視力會急速地減退。其原因乃是由於考試、功課而導致眼睛與神經的過度使用，精神上的壓力過大，也是原因之一。當煩惱於學校的課業考試，或是家庭糾紛，如斷絕親子關係，以及性方面的慾求無法平衡時，皆會造成視力的減弱。

特別是在青春期時，由於性荷爾蒙的分泌失調，會造成假性近視的現象。在情竇初開的年齡，由於無法控制剛剛開始萌芽的性慾，所以會有欲求不滿的狀況產生，而其中之一的症狀，就是會暫時性地影響視力。

假性近視如果一直放著不管，則會明顯地轉變為真的近視。初期症狀是視力約在○·六～○·八左右，但如果儘早地給予適當的治療，則有痊癒的可能。

多看遠方的物體，接近大自然，看看青山綠水，以及矯正姿勢，都是非常重要的。許多近視患者之所以會患上近視的原因，多是由於姿勢不良，或者是太過於疲勞而引起的。由猿猴的實驗證明得知：不良的姿勢會造成近視。所以調整下巴的高度、矯正姿勢、以及多眨眼睛，皆對於眼睛相當的有助益。

◆區域刺激的重點

手　心

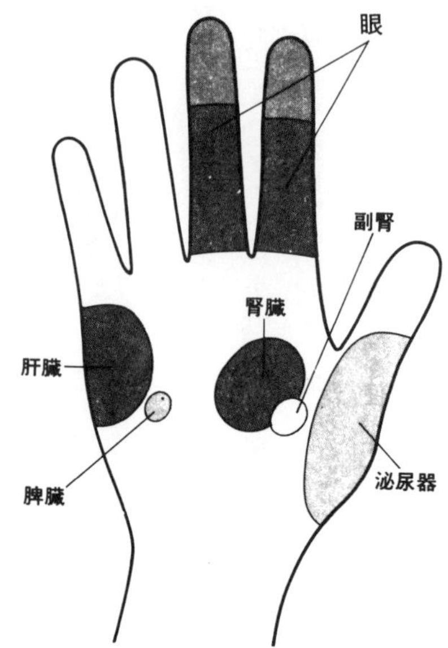

拉耳垂運動

請以雙手將耳垂用力地往下拉，如此反覆地操作10次。這個動作可以減輕眼睛疲勞，對於內臟也有很好的幫助。當耳垂往下拉時，對腎臟有良好的影響；但當往兩邊拉時，則能促進肝臟的活力。(此乃古代瑜珈的智慧。)

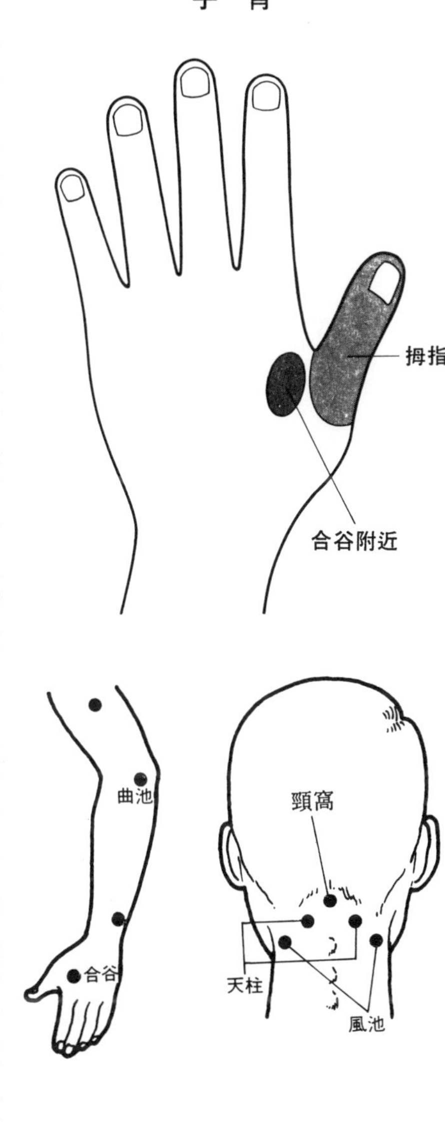

關於假性近視，要在手心與手背上來進行區域刺激，而以食指與中指上的眼部反應部位為其重點，仔細地施予按摩、按壓的作用。另外，也請於腎臟的泌尿器官、副腎，以及右手的肝臟對應位置、左手的脾臟對應位置來給予刺激。由於腎臟與肝臟對於眼部的影響很深，所以要在這二個地方加強按摩，而右手背的拇指及合谷穴道附近，也可以多加按摩。

近視的人，其手腕與腳踝部分，通常會有較硬的趨向。所以要經常用力地甩動、揉動、及轉動，以求達到緩和雙手，使其柔韌的目的。如果每日能持續進行上述的運動，必須有助於視力的恢復。

恢復視力有助益的穴道

位於頸部後面的風池穴，對於視力的恢復相當有效。並且按摩後會使心情變得舒暢，所以請時常的予以按摩。此外，位於手部上的合谷穴及曲池穴，可以消除眼睛的疲勞，而太陽穴及眼睛下方的四白穴，給予適當的按摩，亦相當有助益。

服用漢藥中的五苓散，以及苓桂朮甘湯，效果頁好。

支氣管炎

最近，患慢性支氣管炎的人，增加的數量十分驚人。這種被斷續的咳嗽及痰所困擾的支氣管炎，特別是一些支氣管弱的人容易引起的疾病。其主因是由於在空氣污濁的場所，吸入過多的灰塵及廢氣所引起的。由於支氣管炎這種疾病，是經年累月慢慢地進行，所以屬於慢性化疾病的一種。當咳嗽及痰等症狀持續3個月以上時，就會轉變為慢性支氣管炎。慢性支氣管炎患者容易感染重感冒，甚至引起肺氣腫與支氣管擴張症。

由於慢性化的疾病是很難完全根治的，所以務必要儘早治療。咳嗽及出痰，為生物本身的防禦反應。所以當身體為了防禦異物進入呼吸道，或是防止呼吸道內的分泌物外溢，就會出現咳嗽的現象。由於生物本身會有如此的反應，所以我們必須審慎地考慮看看，是否要用藥物來抑止身體的種種不適，因為與其使用藥物來抑制，倒不如利用生物反應來維護身體。

另外，依據作者自身的經驗，對於支氣管炎，香煙是絕對要予以禁止的。

◆區域刺激的重點

在支氣管周圍，如果發生發炎的現象時，則要在支氣管及肺部的區域，來給予充分的刺激。此外，在副腎、胰臟、肝臟及腎臟的對應區域上，也請給予刺激作用，並且在刺激的部位上，以拇指來加以按摩。

當咳嗽的情形無法停止時，在原地踏步，可以稍微緩和此現象，並會讓心情較為舒暢。

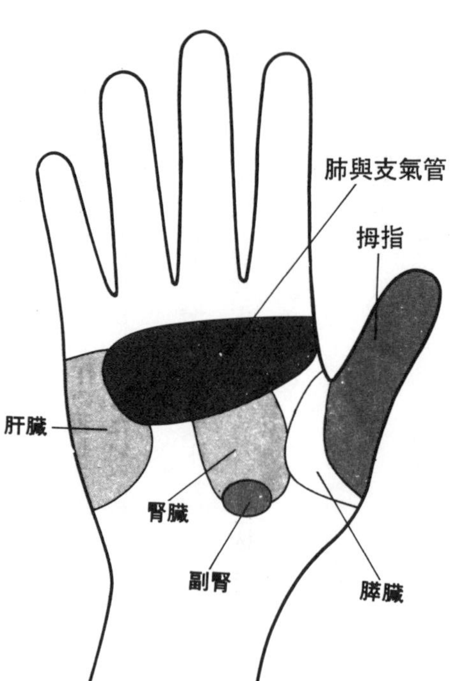

增強支氣管的抵抗力

將穴道治療法、氣功治療法，和反射帶治療法併用施行，會達到意想不到的良好效果。對支氣管有效的穴道有：中府、膻中、中脘、足三里、肺俞、腎俞、肝俞及脾俞。請在以上的這些穴道上施行灸治或溫灸法，可以增強支氣管的抵抗力。現在流行的紅外線溫熱治療器，使用起來相當方便、簡易，是很合適的醫療器材。

另外，不斷咳嗽的人，施以氣功治療法來治療，非常有效果。因為可藉此提高呼吸器官的機能，增強其抵抗力。

當咳嗽再加上身體狀況不適時，飲用磨碎的蘿蔔泥加上蜂蜜或白糖，另外，飲用磨碎的南天竹泥，效果也很好。

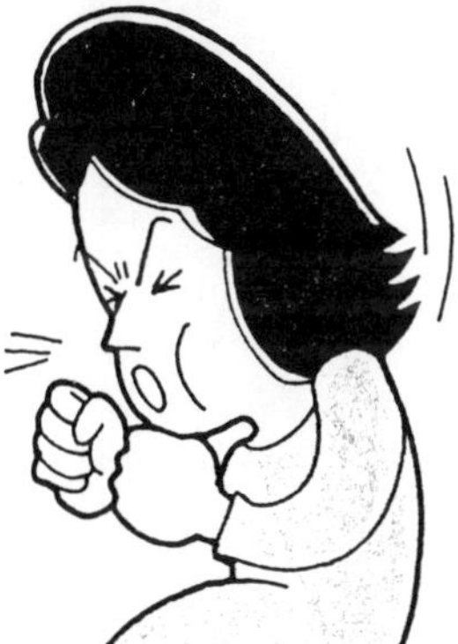

栓塞症

栓塞是一種慢性化，且病發時會很痛苦的疾病。以作者來說，自身周圍的人中，就有不少人正在受此病症的煎熬。栓塞容易在夜間發作，出現打噴嚏、咳嗽、出痰、胸口鬱悶及呼吸困難等等症狀。

通常栓塞容易發生在季節變換的時期。另外，也會因氣溫急遽的變化、空氣中的廢氣和塵埃，以及精神方面的壓力而致。而兒童發生栓塞，其主要的原因是由於恐怖、不安及悲傷等的精神方面原因所致，所以栓塞時所發出的聲音，或許可說是心泣的聲音。

患栓塞的年齡層面相當的廣，從兒童至老人，皆有此一病例，特別是缺乏體力的老人及幼兒，更加容易患病。

一旦栓塞的情況轉為嚴重時，甚至會影響日常生活的正常作息。並且治療也要花費相當的時日，想完全根治也是非常困難的。

反射帶治療法對於栓塞的發作，具有減輕與緩和的功用。

◆區域刺激的重點

關於栓塞，則要在支氣管、肺、頸部、甲狀腺、副腎、肝臟及腦下垂體來給予刺激作用。當肺部的血液循環不良的情況時，則需要特別地在肺部、支氣管的對應區域上仔細地按摩。並且做此運動必須要有耐性，每日持之以恆地做，方可收到最佳的效果。

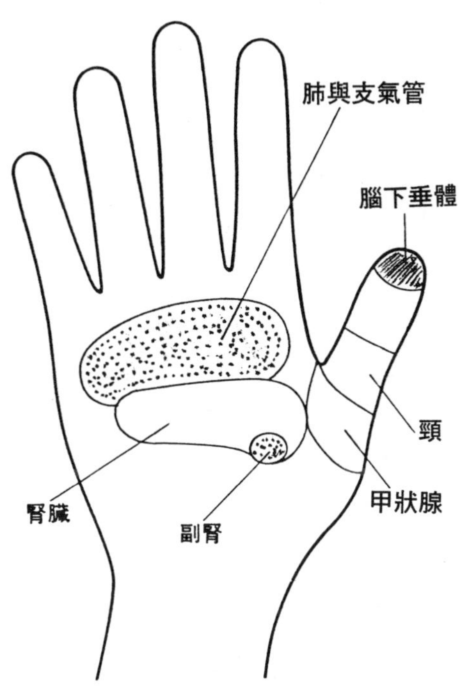

與漢藥併用

將反射帶治療法與服用漢藥共同來治療時，其效果良好。而漢藥中，治療栓塞最具代表性的藥材，則是大柴胡湯與小柴胡湯。

當有栓塞的病狀時，可以找一家對於漢藥處方相當熟悉的藥局，與藥劑師談過其病狀後，再依照不同的症狀，來給予不同的處方，如此方能對症下藥。

失眠症

失眠症大半是由於精神上的負擔所造成的。在今日壓力越來越大的社會中，特別是薪水階級的人士，患有失眠的人，則有日趨增加的傾向。安眠藥是美國的一大產物，由此可知，在先進國家中，被失眠所困擾的人，其為數實在不少。所以說：失眠為現代社會的文明病之一。

失眠大致可分為三個不同的形態：①難以入睡。②睡得不安穩、經常做夢。③容易入睡，但為時會短，約2個鐘頭為其周期性，就會醒一次。在第①種症狀時，是屬於輕微的失眠，所以不必過於擔心。而第②種症狀，在神經質的人身上

手心

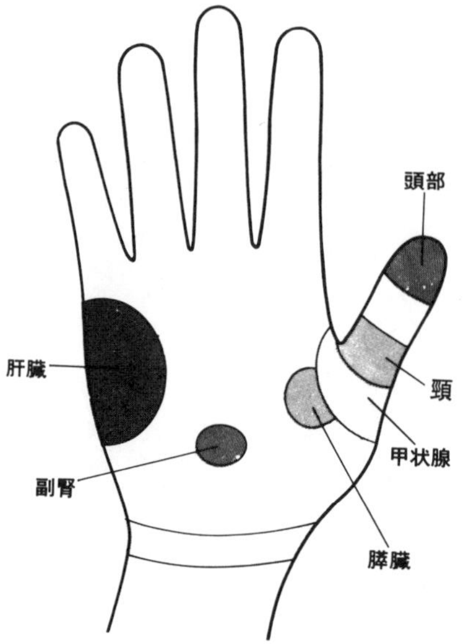

頭部
頸
甲狀腺
膵臟
肝臟
副腎

，經常可以看到此一現象。另外，第③種類型的病人，則是患了憂鬱症，應找心理醫師討論、治療。

感染神經性的失眠症者，多半是那些凡事一絲不苟、規規矩矩的神經質人士，特別是過份具有責任感的人，感染的病例最多。

手　背

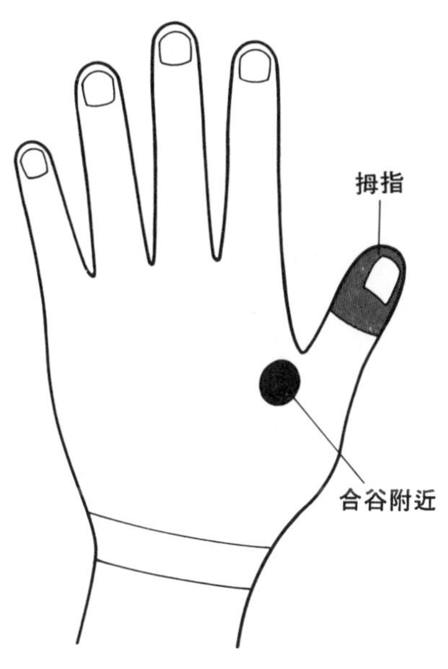

入睡的方法

鴨兒芹及芹菜，可以稱為天然的安眠藥，因為它可以調適全身的平衡作用，達到使血液循環順暢的效果。或者，食用半個切碎的洋蔥，將它加熱，並沾上少許的醬油一併食用，則就可以安穩地入睡了。此外，在平日就要多做頭部運動，頸部自然就會較為柔軟，有助於入睡。

◆區域刺激的重點

關於失眠症的治療，則要在手心與手背上實施。其對應區域在頭部、肝臟、頸部、甲狀腺、胰臟、副臟上。當肝臟的機能激奮時，會造成無法入睡的情況，所以要在肝臟的對應區域上，仔細地施予刺激。另外，手背上的食指，及合谷穴道的附近，也必須經常地按摩。

而轉動手腕與腳踝時，可以使得神經休息養神，會較容易入睡。此外，在腳後跟上，以可口可樂的玻璃瓶子輕敲，也可達到相當的效果。

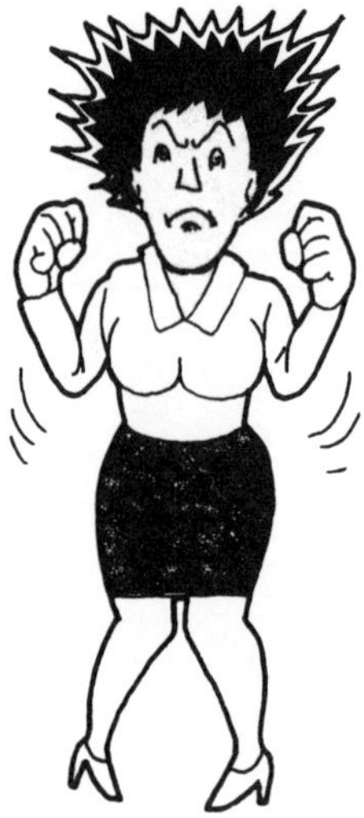

腰痛

腰痛並不是中老年人專有的苦疾，在現代社會中，年輕人也有壓倒性增加的趨勢。其病症為：只要一蹲下去拿重物，就會感到腰部疼痛，並且體型也會漸漸變大；而另一方面，體力退弱、肌肉也變得衰弱無力。在今日這個事事便利的社會中，造成腰部疼痛的原因，是因為運動量的不足、缺乏鈣質，以及姿勢不良所引起。

其實造成腰痛的原因相當多：跌打損傷等的外傷，及感冒、疲勞、氣候變化、性交頻繁，都會造成脊椎變形。此外，也會因內臟疾病，而引起腰部的不適，所以當腰痛時，應尋查引起漲痛的真正原因。而若一直長期性的腰痛，以及嚴重地疼痛時，應立刻接受專門醫師的診治。

在中年時期才開始打網球、高爾夫球者，常常聽到在運動後會造成腰部酸痛的抱怨。這乃是由於日常生活中運動不足，而造成腹部及背部的肌力衰退，所引起的腰部疼痛。另外，穿高跟鞋也是其原因之一。所以預防腰痛的最佳方法，乃是每天適度的運動，並且矯正其不良的姿勢。

◆區域刺激的重點

關於腰痛，其有效的刺激區域，是在脊椎、腎臟、尿管，以及仙骨等處。特別是在腎臟的對應位置上，應給予充分的刺激。在東方的醫學上認為：腰與腎臟有著非常密切的關係。甚至有「腰乃是身體的健康重鎮」的說法。而腰內的腎臟，更為其重要的影響因素。所以當腎臟機能減退時，就會導致腰部疼痛。實際上，腰部會疼痛的人，有半數以上的人患有腎臟方面的疾病。換句話說：預防腰部疼痛，應從強化腎臟開始著手。另外，用力握梳子，或以洗衣夾夾住指尖等等的方式來給予刺激，對於治療腰痛非常地有效果。

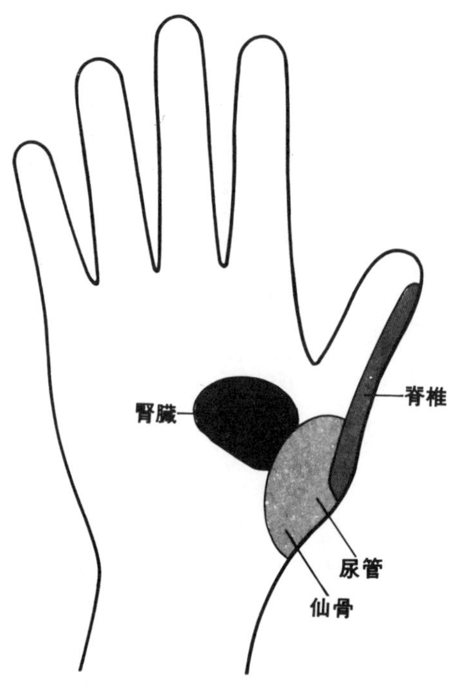

以腳掌離地的方式來施予刺激

當發生暫時性的疼痛時，使腳掌離地，在其腎臟所對應的區域上來施予刺激，或是以灸治，也可緩和其疼痛的症狀。

此外，使用中國的「手根足根針法」，在手背上的4個定點好好地按摩，亦可有良好的效果產生。

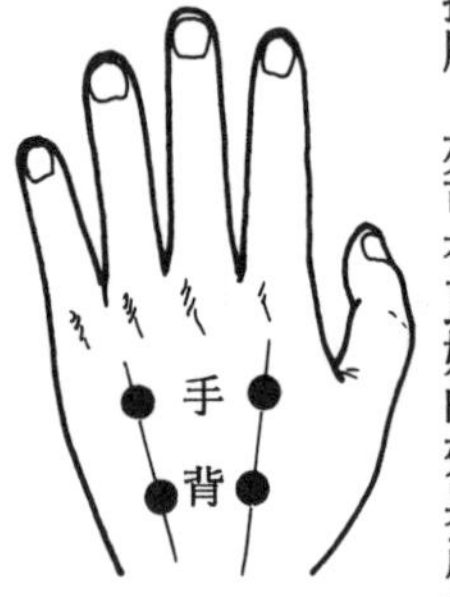

風濕、坐骨神經痛

風濕是關節部分的疼痛，而神經痛則是神經筋脈的疼痛。風濕痛的特徵，是當一個關節部位疼痛時，會相互影響轉移至下一個關節處。而關節疼痛時，通常其患者的體溫會稍稍地提高。有人認為：風濕病是由於感冒惡化，而導致的症狀，但是其真正的原因，到現在仍是個未知數。

風濕痛會導致手腕、腳踝，及手指等的部位疼痛，而使其無法靈活地活動。此現象會逐漸地惡化，最後會造成關節的硬直及變形。在發病的初期或中期階段接受治療，其效果較好，但最重要的，就是要有毅力、有恆心，持續地接受治療。

當發現有全身酸痛、貧血，及早晨醒來起床時，手腳會僵硬的現象時，有可能是患風濕的徵兆。

神經痛是由於動脈瘤，或是血液的循環系統發生變化時，所引起的疼痛。另外，呼吸器官及內臟的疾病，亦會引起神經痛。

神經痛會隨著器官部位的不同，而引發不同的症狀。三叉神經痛（顏面神經痛）、肋間神經痛、坐骨神經痛，稱為三大神經痛。而這之中，又以腰部以下，到大腿之間的神經痛——坐骨神經痛，為最熱門的病症。

患有便秘的人，其患坐骨神經痛的機率很大。因為由其體型來看，患有此症狀的人，其腰骨可明顯地看出有些彎曲。當有脊椎彎曲、椎間板彎曲等原因，以及腰痛、腎臟衰弱的現象時，通常是引起坐骨神經痛的原因之一。另外，體質為酸性的人，較容易引起神經痛，所以要多加攝取含鈣量高

手心

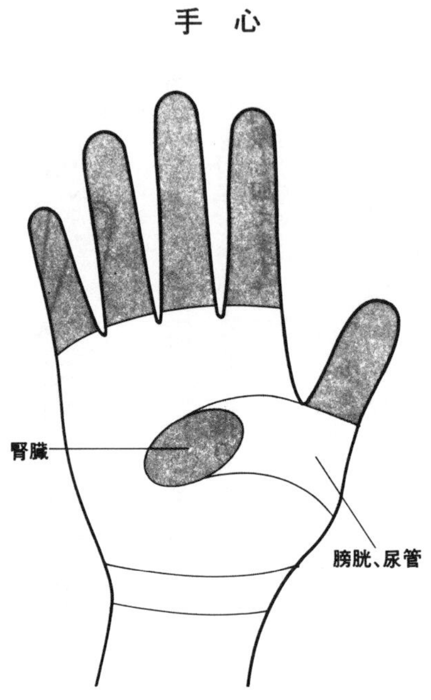

乾燥對於神經痛具有緩和的效果：

對於緩和神經痛，其最簡單的方法就是乾燥的環境。而使用溫熱器也是其方法之一。由於神經痛是皮膚下所產生的一種疼痛，所以用乾熱的方法使患部溫暖後，則可以紓解筋肉的緊張，並且促進血液的循環。如果當時穿著單薄的汗衫，就會感覺到體外的熱風，經由領口吹入的感覺。而在食物方面，每天吃2顆鹹味的梅子，或喝酸梅湯，也對身體十分的良好。

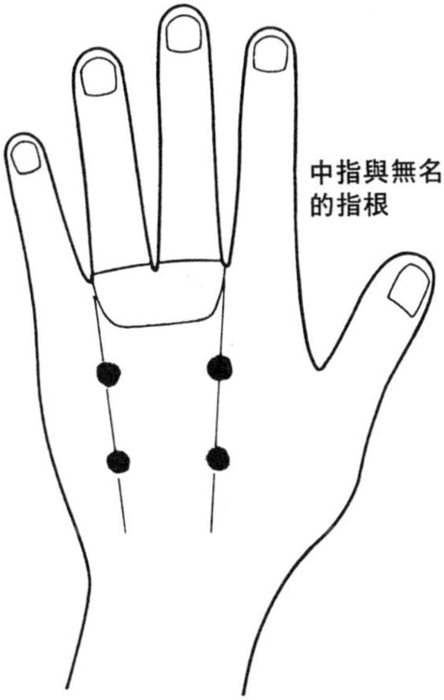

手　背

中指與無名指的指根

的食物，來改善自我的體質。

當患有風濕及神經痛時，對於溼氣及寒冷的抵抗力就會變得很弱。可以說身體本身，就是一座氣象台，能夠預測天氣的狀況。溫泉治療法，對於以上的病痛是很有效的，所以在平常就要經常地按摩，使體內的血液循環順暢。而在冬天時更要特別地注意保暖，不要使身體受寒了。

◆區域刺激的重點：

有效的溫泉治療法：

溫泉對於風濕痛及神經痛非常地有效。不僅是因為溫泉具有保溫的作用，也因為水質本身中就含有某些成份，可以調整身體、緩和疼痛。但是務必要注意到的一點是：如果有激烈的疼痛，以及產生發燒的現象時，則要避免入浴。

在尿道、膀胱、腎臟，和直腸各個區域，以及各指之間，都要經常地給予按摩。而患有坐骨神經痛的人，在其手背的中指與無名指之指根附近，以及其指根延伸到手背的四個定點上，要加以刺激作用（如圖中所示的四個點）。特別是風濕病患者，在關節的部位稍微發生疼痛時，就要在其手腕及各指之間，仔細地揉搓、屈伸、轉動。此外，也要儘量地活動，伸展全身的筋骨。

第五章 充滿活力、歡樂的健康生活

◆實際治療法◆

歇斯底里

歇斯底里是由於心裡的糾葛表現於形外，但當事人對於感情的壓抑處理不當，其不滿的情緒不由自主地表現出來的一種反應。換句話說，就是賀爾蒙的分泌失調，在平衡方面出了問題，而引起的症狀反應。有的反應過度極端的病患，甚至還無法步行、無法站立，或是會出現失神般的激烈反應。

吉庫姆多•佛洛依德是一位精神分析理論家，他是首先以心理治療法，來醫治第一位的女性歇斯底里患者。這位女性患者的一隻手曾經因歇斯底里而癱瘓，甚至還無法活動。

歇斯底里一詞，在希臘話的意思，是「子宮」的含義。即是和性生活不協調等這方面有關係的語詞。女性，特別是中年婦女，很容易造成歇斯底里，一般而言，這是一種男女皆可能罹患的病症。

很多患有歇斯底里症的人，其共通的特點是身體僵硬，而在體型上來說，有骨盤較為緊縮的現象。所以應該多做體操，活動筋骨，使身體柔軟，此乃是絕對有其必要的。

◆區域刺激的重點

因為歇斯底里本身是一種性方面欲求不滿的表現，所以要在生殖器官，以及頸部的對應區域上來加以刺激。或者，作一些手腕的旋轉運動，藉著晃盪、振動，來達到使其肌肉柔韌的目的。另外，在腳後跟的附近來加以刺激，其效果亦非常良好。以可樂瓶子輕敲其腳後跟，或是做踏步運動，都可達到刺激的效果。

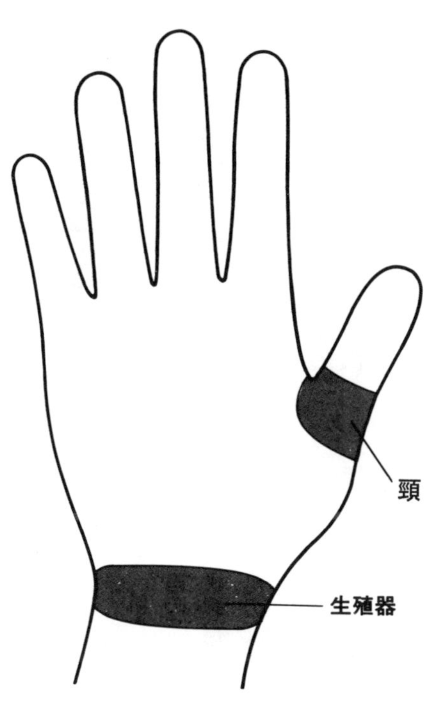

使身體柔軟

要治療歇斯底里，就要解除身體上所有的疼痛及僵硬處。特別是在頸部、及肩膀、胳肢窩等部位僵硬時，都要儘量地使其放鬆。做擴胸運動以及伸展身體的體操，都相當地有助益。另外腿部的跟腱也要多多伸展，在心情舒暢時，多做運動。因為當鈣質的攝取不足時，也是造成歇斯底里的原因之一，所以請務必要充分地攝取鈣質含量高的食品。

美化肌膚

戀愛中的人，其肌膚會特別的光澤美麗、容光煥發，這乃是由於肌膚與心情有密切關連的緣故。因為當人心情愉快、興緻勃勃時，則體內的荷爾蒙分泌便會相當旺盛，肌膚自然也就變得份外美麗動人了。

美顏術無論在哪一個時代，皆是仕女們最關心的事。以「別娜多」式健康法而舉世聞名的別娜多，特別將頸部與喉嚨，定義為判別年齡大小的分歧點。所以要駐顏的秘訣，主要取決於頸部的保養，就是這個原因。

法國的妮隆•朵•拉庫爾夫人為一名駐顏有術的美容專家。當她85歲時，甚至讓人感覺到只有35歲婦人的模樣。而其保養肌膚的秘訣，就是每日早晚在喉嚨的部位上予以按摩。

要消除面皰、皮膚粗糙等問題，最重要的是注重日常生活的態度。因為不正常的生活習慣，會使肌膚變得粗糙不光滑，此外，便秘也是其原因之一。所以時常在臉部及全身上下給予按摩，不但可以促進血液的循環，也可以調整腸胃。所以為了美化肌膚，必須注意生活習慣，並儘量使其規則化、正常化。

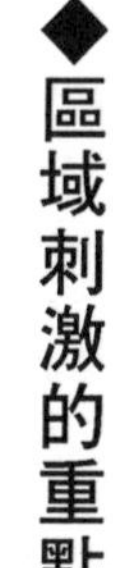

◆區域刺激的重點

關於美化肌膚，其刺激的重點，主要是針對在甲狀腺、胃，及肝臟的對應區域。由於甲狀腺會促進荷爾蒙的分泌，而胃及肝臟則是預防皮膚粗糙的重要場所，所以請在這些部位充分地予以刺激。

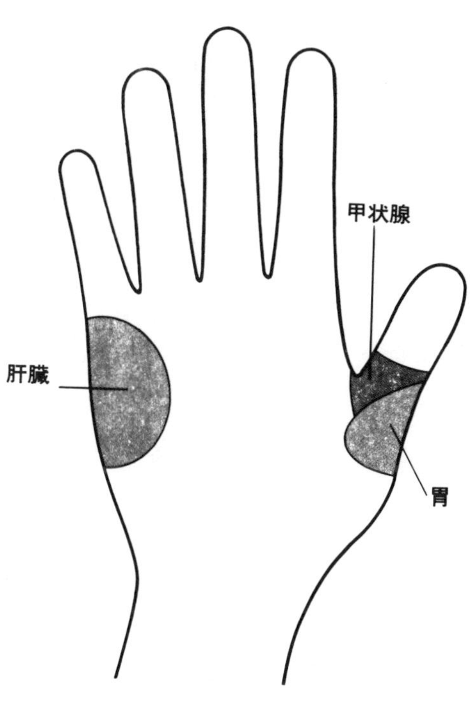

從手腕到手臂之間大約6公分左右的部位，如果經常地給予按摩，可以預防小皺紋的出現，所以請兩手皆要實施。

此外，因為手腕上的養老穴道上，能夠提高荷爾蒙的分泌，所以請時常地指壓按摩。

每日在頸部上按摩

若想要保持肌膚的青春美麗，則必須在喉嚨及頸部來施行按摩。這與在甲狀腺部份按摩，具有相同的效果。

因為位於喉嚨部位的人迎穴，對於維持肌膚的年輕很有效果，所以請在人迎穴周圍，以及頸動脈的附近，來予以充分地按摩、搓揉。如果每日能夠持續地施行，則會有更好的效果出現。除此，在中脘、足三里、腎兪、肝兪等穴道上進行指壓按摩，可以預防皮膚的粗糙乾裂。

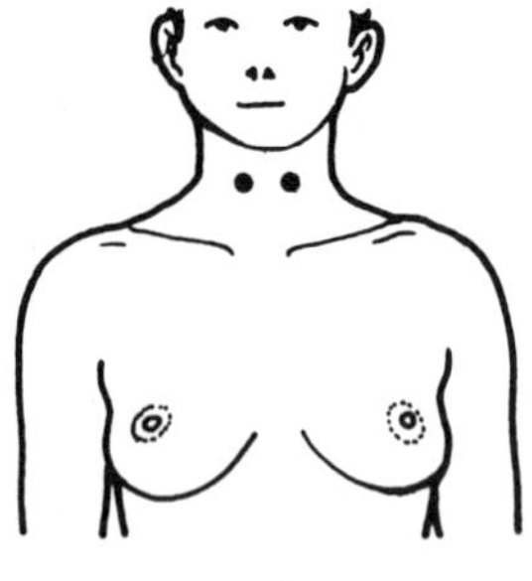

預防白髮、禿頭

市面上所販賣的生髮劑品牌衆多，表示人們對於色彩的追求，仍是一直保持熱衷的態度。一般人而言，如果隨著年齡的增長，而有白髮及掉髮的情形，算是十分正常的。但是如果在30歲的時期，便頭髮開始變白、脫落的現象，就不免令人感到恐慌了。

頭髮受精神上的影響相當地大。例如：在生氣時毛髮會豎直、遇到恐怖的事物，毛孔會張開，甚至還有一夜之間頭髮變白等等的說法。

長時期堆積的重大精神壓力，容易引起典型的圓形脫髮症，並且如果越介意的話，其脫落的情況就會更加的嚴重。而白髮的產生，也與此有著相同的情形。可說兩者發生的最大原因，乃是精神負擔過重所引起的。

此外，食物的影響，也是很有關連的因素之一。發生白髮與禿頭的人，許多是由於偏食的緣故所造成的。特別是攝取了過量的高脂肪食物，會加速頭髮脫落的現象。

在中國，有「頭髮是血氣的產物」的說法，所以要特別的重視食物之均衡。因為毛髮是身體的一部份，和血液有著息息相關的直接關連，如果在飲食方面能夠均衡，就可以促進新陳代謝，頭髮也就因此而呈現自然的狀態了。

因此，在平常只要稍微地多留意一下，就能夠防止毛髮的脫落，以及頭髮變白的現象。

◆區域刺激的重點

毛髮界的權威人士——高橋由美子女士表示說：如果腎臟健全的話，就可以防止白髮與禿頭的發生。因此，我們要針對頭髮影響最大的重點，即在腎臟與副腎的對應位置上，來給予充分的刺激作用。

此外，以腳掌不著地的方式，在腎臟經脈的起點，即湧泉穴上，要加以按摩刺激。

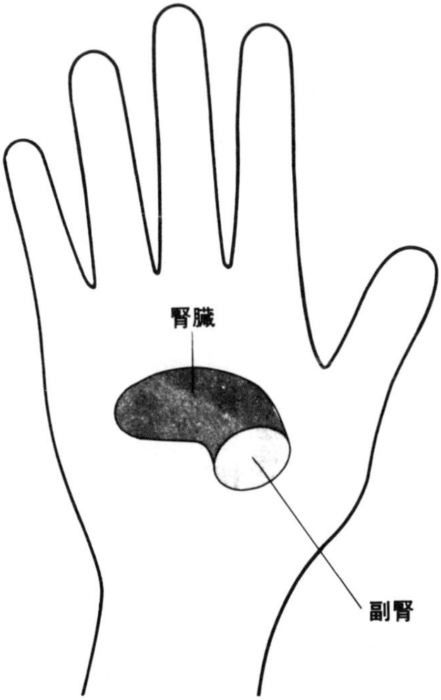

腎臟

副腎

防止落髮，及使髮質重返光澤年輕的七項原則：

①在頸部後面經常地進行按摩。

②早晚在百會穴上給予按摩。

③經常保持頭髮的清潔。洗髮後要馬上擦乾，但洗髮的次數不要太過於頻繁。

④多吃龍眼乾。此類產品，以台灣出產的最為聞名，對頭髮相當地有益。

⑤飲用含有酵素的飲料。因為酵素可以促使體內分解無用的廢物排出體外，如此一來，不僅可以維護頭髮的健康，也可以藉此調整身體的狀況。

⑥控制飲食，不要吃太過於油膩的食物。

⑦多多攝取黑色的天然食物。如：黑芝麻、黑豆、昆布、海菜，以及鹿尾菜等皆可。

冷感症

對於性方面的認識，因每個人的觀點不同，而各有差異。根據雜誌週刊上的統計，所謂的極度性感的女性，可以說是少之又少。因為每個人的體型、體質，及年齡等的條件不同，再加上個人有個人獨特的風格，所以不必太過於在意自己是否性感。而至於冷感症的發生，幾乎是由心理的因素所引起的。

關於冷感症，與生俱來就有的情形非常稀少，絕大部份的案例，都是對於性方面的知識持有偏見所造成的。由於生殖作用是宇宙生物共通的特性，所以從性生活是否美滿，便可看出其夫妻關係的良惡。換句話說：許多離婚的例子，最主要的造成分離因素，由表面上看來是雙方性格不同；但實際上，百分之九十九皆與性生活方面有關係。性原本就是最原始、自然的本能，所以對於性方面，不必太過於敏感與神經質。

男女雙方在日常生活中的溝通是非常重要的。當生活中有不滿時，以身體來發洩，就會造成冷感症的症狀。因為女性的身體，是必須要由男性來開發的，所以男性的溫柔關懷，是絕對有其必要的。只要雙方皆能夠相互地憐恤、愛護，及理解的話，則對於性方面的問題便不會嫌惡。當使自己心愛的人由內心裡保持愉快的心情，相信自然而然的就可以治癒冷感症了。

◆區域刺激的重點

當發生冷感症時，要針對腦下垂體、頸部，以及生殖器的對應區域上來給予刺激。專司荷爾蒙分泌的腦下垂體，就位於拇指的指尖上，所以請按摩整個拇指。這個作用可以使得心情平靜下來，也可以緩和對於性方面的壓抑。

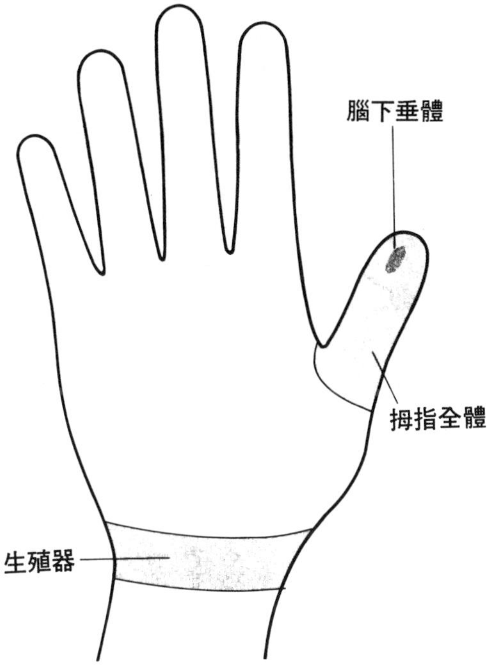

治療由冷感症引起的發冷症狀

當因冷感症引起的發冷症狀能夠治療時，則亦可治癒冷感的病例。由於發冷症是因血管末梢的血液循環不好所造成的，所以必須要促進血液循環。

①在腳部內部，約腳踝後上方，有個復溜穴。經常按摩此穴，有助血液循環。

②經常敲捶脚掌，及按摩扭轉腳趾，並按摩整個腳部。

③在襪子的腳尖部份，放少許的藻類。

④在臨睡前進行溫冷浴。即是將脚交互地浸泡於熱水與冷水之中。

⑤油與鹽具有使身體變冷的作用，所以要加以控制（此乃古代東方的智慧）。

除了上述的五點之外，還應該多吃一些季節性的食物。

幫助性感的體操運動

患有冷感症的人，通常其腳部會較弱，並且腳踝無力的情形相當的多。因此要停止穿著高跟鞋，使腳部能夠舒適地行走；或者做張腿的運動，這乃是一種鍛鍊腿部內股筋肉的體操。有一種說法指出：精力與肛門括約肌的收縮力成正比，因此，倒立或是採單腳方式的站立等等鍛鍊，都是相當有用的作法。

此外，俯臥平躺，並以雙腳交互地往臀部方向踢。這種「踢屁股」的運動，對於提昇性感的能力很有效果。每日必須持之以恆地做，一次實施約3～4分鐘。

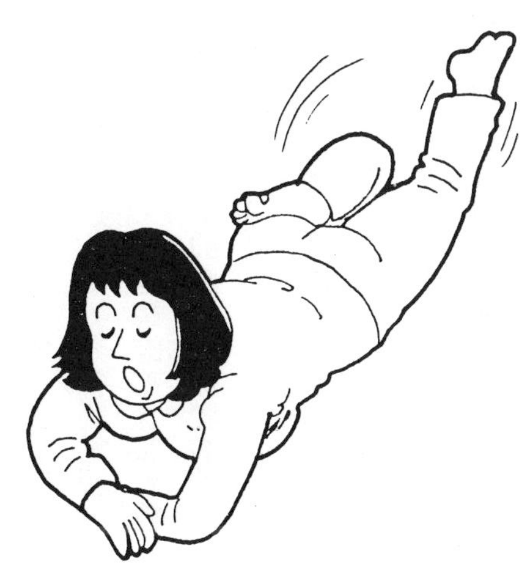

有效的穴道刺激法：

在肚臍附近的氣穴之穴道上，以灸治來治療，其效果相當優良。

另外，以香煙來代替灸，用煙頭上的火來接近氣穴，使其達到溫熱的作用，亦是有其效果的。而在頭頂上的名穴——百會穴上指壓，對於安定情緒很有效。

精力減退、陽萎（性無能）

沒有精力，無法勃起等性機能的衰退，與女性的冷感症一樣地困擾著世間男子。

在東方醫學上認為：性機能的衰弱即是腎虛的現象，其理由則是因為男子的精力是儲藏於腎的緣故。腎不單是指腎臟部位而言，另外還廣泛地包含了泌尿器官，以及生殖器官等。而腎虛則是以上各器官的運作功能較弱。由於腎乃是支配生殖的能力，以及五臟六腑的精力，可以說是生命活動的根源，所以一般人非常的重視，強調精、氣、神合為一體的理論。

男性一到中年，無論是誰都會感到精力的衰退，因為隨著年齡的增長，體力自然會隨著減弱下來。此外，精神上的壓力，過度的抽煙、飲酒，而造成胃和肝臟的負擔，及身心的疲勞等，皆會引起精力衰退的現象。

陽萎不是身體的內部臟器有問題而引起的，幾乎完全是由於心理因素而造成的現象，所以可以說是一種神經症。特別是女孩子說了「你真是無能」、「你的太小了」等話時，就會造成半途而廢的情形。性器官短小及早洩等現象，與陽萎並沒有直接的關係，但如此的指責，就會讓男性萌生自卑感，實在沒有這個必要。另外，在人類的成長過程中，一些其他的因素也有關係。例如

：長男與獨子的男性，在其精神狀況方面，就比較會有胡思亂想的傾向。

保養與心情的轉換是非常重要的。此外，對於男性的性徵，由於這會影響其心理方面的作用，所以女性需要大方地給予男性稱讚。

精力為貫通生命活力的最主要因素。自古到今，凡是對性方面慾望高的人，其對於工作事物的處理上，精力自然也較為充沛、旺盛。

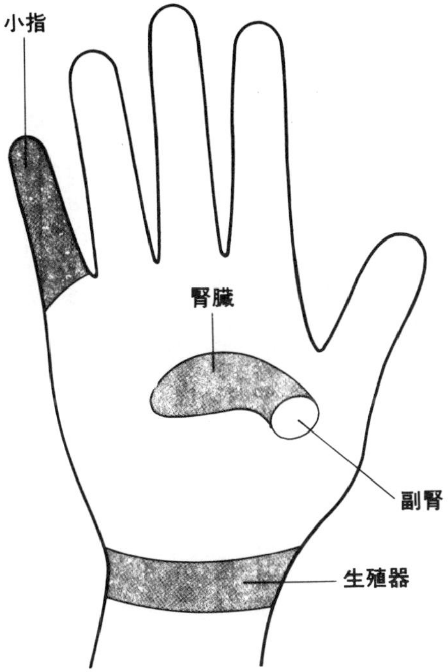

因為年齡的關係，會造成精力減退的現象，如果身體其他各方面的機能皆十分健全的話，則在性方面，便大可不必煩惱了。因此，必須要先去施行健康檢查，才會真正明白自身的狀況。

◆區域刺激的重點

關於性方面的問題，則要在生殖器、腎臟、副腎的對應區域上來給予充分的刺激。此外，也請多鍛鍊小指，使其能夠運作靈活。因為小指與生殖器官有相互的關係存在，如果指力增強的話，相對的，也會達到精力增強的效果。無論在何時，皆可以刺激小指，甚至可以在通勤時，以小指懸掛在公車的吊環上，藉此來強化指力。

自古以來，勞心者通常被認為缺乏精力。一般來說，氣（元氣的氣，生物能源的氣）皆儲存於上焦（胸部以上），所以要多做腳部的運動，使得氣可往身體下半部回流，藉以恢復精力。

強化胃腸功能為其首要條件

自古到今，對於強精食品、強精藥一直都十分地關心，這是不須解釋，大家便可明白的道理。

所謂強精食品，一般人自然而然會浮現腦中的有：鼈、山薯、乳酪、蛇血等等。但是如果服用太多不同種類的強精食品，不但達不到效果，而且還會造成胃不好的後果。缺乏精力的人，大部份來說，其胃腸的狀況皆不佳，所以最重要的，即是要強化腸胃的機能。這不需要仰賴高價位的藥品及食物，只要飲食及生活正常，就可以享有良好的性生活了。

煙。

精力旺盛的人，似乎較偏好菜食，所以在飲食方面亦要改變，以菜食為中心，並且要控制抽

增強精力的特效穴道

對於增強精力有效的穴道，是位於腳部內側、腳踝的後上方之復溜穴。此穴道不僅可以提高副腎的機能、增強精力，也可以達到強化神經的效果。

除此之外，氣海、中脘、肝兪、脾兪足三里穴，皆十分的有效。

精神不安

程度差、跟不上進度、著急、不安、焦躁等等的心情，是每個人都曾有過的經驗。在今日這個充滿了壓力的現代社會裡，只要神經不錯亂，就已經可以說是相當了不起的人了。所以，神經衰弱、憂鬱症、自律神經失調等病症的患者，其數字是越來越多了。

自律神經失調症，是調整身體運作的交感神經，以及副交感神經受到精神上過大的負荷壓力，而破壞了平衡作用，使得內臟各器官，尤其是荷爾蒙的分泌腺系出現了異常的現象。其病症會產生：肩膀酸痛、頭痛、目眩、胃腸不適、失眠，以及手腳冰冷等症狀。在本書中介紹過許多的症狀，而在此，則要說明造成身體不適的主要原因之一，即是一般所謂的「憂鬱症」。

造成自律神經失調症最大的原因，乃是由於性慾鬱積的渴望。這乃是一種神經質性不滿的表現，因為性是人類活動的根本。

而自律神經失調的人，其脊椎的兩側會酸痛，或是可以明顯地看出皮膚顏色的變化。所以要經常地按摩脊椎，使其身心能夠鬆懈緩和。

心情鬱悶或憂鬱的現象，是無論誰在其日常的生活中，都會感覺到的滋味，並沒有什麽特別異常的意義。但是如果一直陷於憂鬱感、自卑感、絕望感過高的情緒中時，對任何事物皆會感到厭倦，這就是心理呈現神經衰弱的狀態，甚至會有自殺的危險性。

容易患憂鬱症的人，多半是屬於責任感較強、一絲不苟、規規矩矩之類的典型。另外，由於連續性的失眠也容易導致憂鬱症，所以充足的睡眠也是非常重要的。

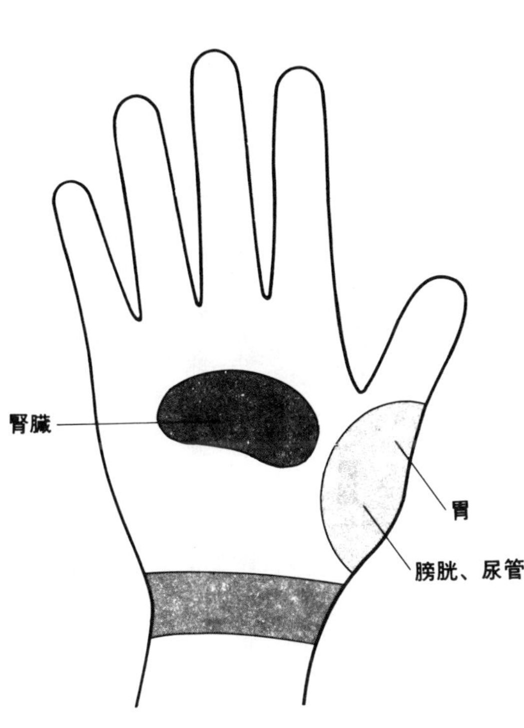

如果感染了以上所述的心病，最重要的是要試著休養與改變心情。所以，沈思、欣賞音樂、看電影、郊遊旅行等等的休閒活動，是最好的治療方式。

◆區域刺激的重點

與安定情緒有關、有效的區域，是在於腎

臟、尿管、膀胱、及胃。

因為焦躁不安等類的情緒，是由於精力過剩，或是疲勞所致，所以在精力充沛時，就要在腎臟的對應區域上，充分地給予按摩。而由於胃是對於精神壓力的反應非常敏感的器官，一般來說，容易焦躁不安的人，其胃部也必然較弱。

關於以上的情況發生時，做手部的回轉運動會很有效。並且當頭部缺氧時，則體內的血液循環就會不良，精神情緒自然無法保持安定。所以，做深呼吸，或散步，都對於改善方面十分的有效果。

以倒退走的方式來安定自我的精神

要安定自我精神的方法之一，是採用倒退走的方法。

這乃是中國自古以來導引健身術中的方式，對於自律神經的平衡，有非常良好的效果。閉上眼睛，成一直線地向身體的後方倒退行走，就只是如此簡易的步驟而已。雖然剛開始時會有一些恐懼感，但這種恐懼的心理，可以促使平常不用的右腦活動起來，而使得左右腦可以平衡。為了達到使情緒不安的症狀能夠減輕，每日必須施行以上的治療方法，但必須選擇安全的地點來施行方可。如果熟悉了運動的場所，就可以提前適應倒退走路的方法了。

以菜食為中心，充分地攝取鈣質

如果鈣質的攝取不足時，則會時常有焦躁不安的情形出現。情緒的不安，精神上的問題為原因之一，但飲食習慣亦有關連，必須多加注意。肉食攝取過多時，體內會呈酸性過高的現象，所以要均衡飲食，勿吃過多的肉類食物。改以菜食為中心的飲食，並請攝取充分的鈣質，因為當鈣質攝取不足時，會容易造成神經興奮的現象。

另外，澱粉類與體內荷爾蒙的分泌關係密切，亦可強化腦力，請適量地食用。

防止老化

日本為世界上最長壽的國家。平均壽命女性約為81歲，男性則為75歲。這個數字雖然可喜，但也呈現出一個高齡化社會所存在的種種問題。身心二方面皆健康的老人並不太多，在每年約66萬老人的死亡人數來看，其中以老人癡呆症為其首要的死因。

「年輕」的定義，是精神氣色良好，無論在何時皆保持一份年輕的心情，對於任何事物都很有興趣，以及社會上的任何事物都廣泛地接觸，並不與社會脫節。此外，有所謂「病由心生」的說法，所以只要保持心情上的平靜，自然就可以永保健康了。

各指的屈伸、摩擦

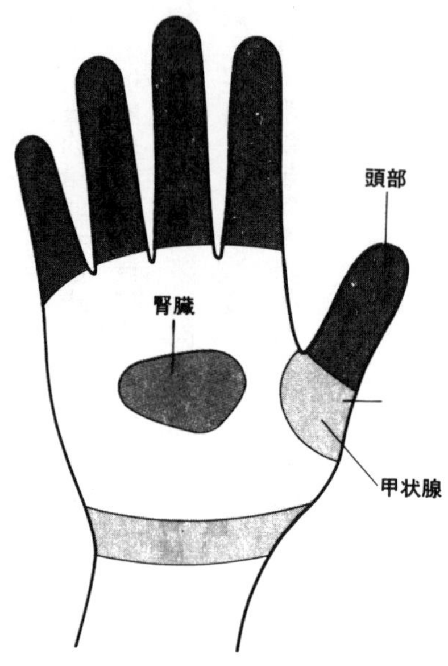

胃部不好的人，絕對不可能有太大的精力，而患有糖尿病、肝臟病等疾病，又容易使人提早老化，所以要首先防患這些疾病於未然。

長生不老為每個人共同的願望。我們不僅希望長壽，更希望能健康且充實地生活，保有健康、充實的人生，所以我們要用平常心來看待一切事物。

◆區域刺激的重點

恢復疲勞、防止老化、體力衰竭的器官是在腎臟，而手掌反射帶治療法，主要針對於頸部、頭部、甲狀腺，及腎臟等區域來進行治療。並且為了防止老化，要以指尖經常的在對應區域按摩。此外，經常使用雙手就能夠刺激大腦，防止癡呆症。因此，希望能夠多做手指的按摩及屈伸的運動，以及手腕部份的扭轉運動，多做與手部有關的工作，亦可收到相當良好的效果。

手腕內側的養老穴，對於保持年輕相當有效。

長生不老的十大守則

①不要太拘泥於健康法。

②經常的散步。

③以菜食為中心，注意均衡飲食，特別是海藻類、蔥類、韮菜、肝臟類，及山薯等食物，對

健康防老皆很有效。

④多做深呼吸運動。

⑤維持艮好的性關係。

⑥多做戶外活動，過規律正常的生活。

⑦不要太相信大衆傳播的報導，以免誤導。

⑧堅持信念、信仰。

⑨適度地工作，或是保持令自己有興趣的嗜好。

⑩不要隨便地動一些沒有必要的手術。

其實，想要長壽並沒有什麼特別的健康法則：保持愉快的心情，不要擔心、適度地娛樂、運動、充分的睡眠，以及不要愁眉不展，以上就是長壽的秘訣。

第六章 手與腦

手是第二個頭腦

在西方的古諺上曾有過：「手是第二個頭腦。」、「腳是第二個心臟。」之類的說法。德國偉大的哲學家歌德也曾經說過：「手是人類形諸於外的頭腦。」

手與腦是彼此相互緊密相連的二體，所以藉著刺激指尖的作用，可以使頭腦的運作活躍起來。近年來，為大衆所注目重視的是：做指尖運動可以防止癡呆症。其實主要的理由，是因為手部為腦部發號施令下的執行機關，所以為了使腦溢血的病患能夠恢復其身體的機能，就必須加以從事粘土手工、編織、描繪、及抓碎石等指尖的訓練。這也證明手部與腦部，有著密不可分的相互關係。

對於人類來說　如果雙手不是萬能、不發達的話，就不會有今日這種高度發展的機械文明，相信這是大家皆可明瞭的事實。人類的祖先由四肢爬行的動物，演變為可以雙腳站立行走的動物，自剛開始學習步行，到目前已有數萬年的歷史了。而人類的前肢，由四足時代的沈重負擔中解脫，而終於演變成為能夠自由活動、製造器物的雙手。因為製造器具即是思考方式的表現，由於手指能夠複雜靈活的運用，刺激腦部，使得人類的頭腦也就因此而更加活躍地發達起來了。

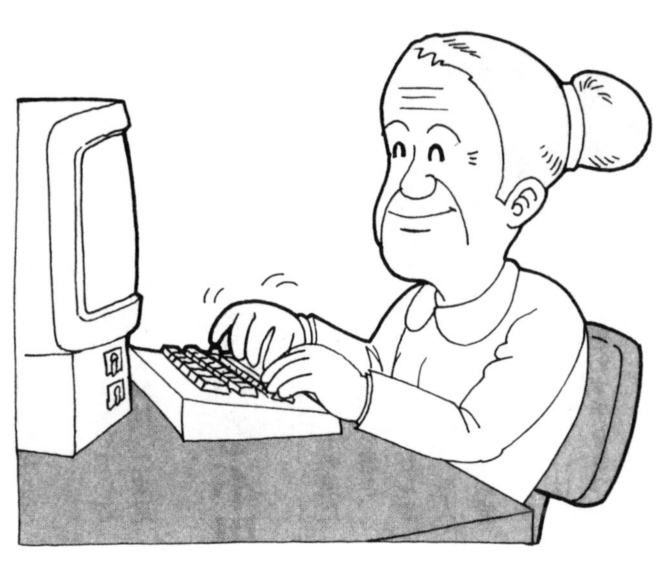

人類以雙手來創造文明，為萬物之靈。

因為人類經常無意識地使用著雙手，使我們在平常皆沒有太注意到手部的活動。但是環顧我們的四周，人類自古就不斷產生一些不經思考的動作了。

由於不會繫鞋帶，或連衣服都不會自己穿，而不小心使得臉部受傷的小孩；或因為不大會拿筷子，而出現用手抓食的情形，在今日的社會中，已是屢見不鮮的事了。另外，還有的高中生在洗澡、洗臉時，甚至不會擰毛巾，或者是因為微波食品之類的家常菜上市，及袋裝罐頭的普及，在年輕夫婦的家庭中，甚至連菜刀都找不到了。由以上的現象得知：現代人幾乎都快忘了使用雙手的本能了。

在今日這事事便利的生活方式之下，人類的手指反而變成了沒有多大用處的東西，這簡直就快變成一個頭腦停滯不用的悲慘世界了。

為了使腦部靈活的運作起來，除了手部的動作，腳部的使用也相當的重要。因為腦細胞及身體筋肉活動時，會需要大量的氧氣。而在今日這個交通工具發達的社會中，現代人幾乎全是以車來代步，很少有機會再走路、散步了。要知道：使用雙手可以促進腦部的發達，而散步慢跑則可以將充足的氧氣傳送到腦部，二者皆是相當重要的。

大腦是進化的產物，如果一直沒有給予刺激的話，就會造成退化的現象，而退化就等於是老化了。人類是以雙腳行走，並具思考能力的動物，所以人類有必要對於自身的本能，再做進一步的認識。手腳是人類身上非常重要的部位，如果不知道好好地運用，人類的文明就將會出現大危機了。

雙手具有不可思議的力量

在傳遞思想與情感的功用上，手所擔負的任務是無法計算的。人類使用雙手來寫字、繪畫、雕刻等等的創作活動。甚至建高樓大厦、修橋築路、做ＯＡ（辦公室自動化），也都是由人類以雙手，一點一滴地創造出來的。牽手是愛慕之情的表示，戀愛中的男女由相互地手牽手這個舉動，便可確立其彼此的愛戀之情。另外，就連生氣、發怒之時，或是身處極度緊張的情況之下，雙手都會不經思考，緊緊地握在一起。

雖然有「攞手前進」的詞句指出身體與手部的關連，但在身體當中，手部的動作並不是非常豐富的。不過與手部有關的動作，卻非常之多。手，無論是在古今中外，皆受到了人們相當的重視。

在神社，或佛寺中，通常要洗淨雙手方可參拜。這個動作的含義，就是要自我確認，看是否已做好參拜的心理準備之意。

而以兩手手指來組合各種手勢，稱之為「印」，這在密宗、修驗道及忍術上都非常有名，為宗教理念象徵的一種表現（印的結法，請參照二〇八頁。）

手相在相命學上，是一種最普通的預測方法。我們的祖先，由觀看人的手相中，便可預測其生命的關係。在瑜珈王國——印度，就有文字記載著一種稱為「哈思多力卡」的歷史，此乃與手有關的奧義書為印度古代哲學思想的重要典藉。

英國著名的手相學者，就是根據此書，再加上自我鑽研，而將其發揚光大的。另外，現在命相學上著名的西洋占星術，也是以此書為始源。

古代希臘的哲學家柏拉圖、亞里斯多德，以及德國的天文學家等等的著名學者，都曾經投注他們的精神，於手相的研究過程上。進入本世紀後，仍有許多人十分熱衷地研究，並且還更進一步地鑽研其手相的發展史。

從古代的社會中，便有針對於手相的研究。手相可以顯示出一個人的健康狀況及運氣，因此可以藉以說明此人的一生。從一九三〇年左右，在西方的醫學界人士，便開始注意手相與疾病的關係，並從事各種的研究。法國著名的巴斯奇多醫師，就根據手相來判斷病人的症狀。而其診斷的精確度，更是高達百分之八十。

一般人皆認為從手掌可以散發出生物的能源，我們甚至可以明顯地看出在手掌所隱藏的一股

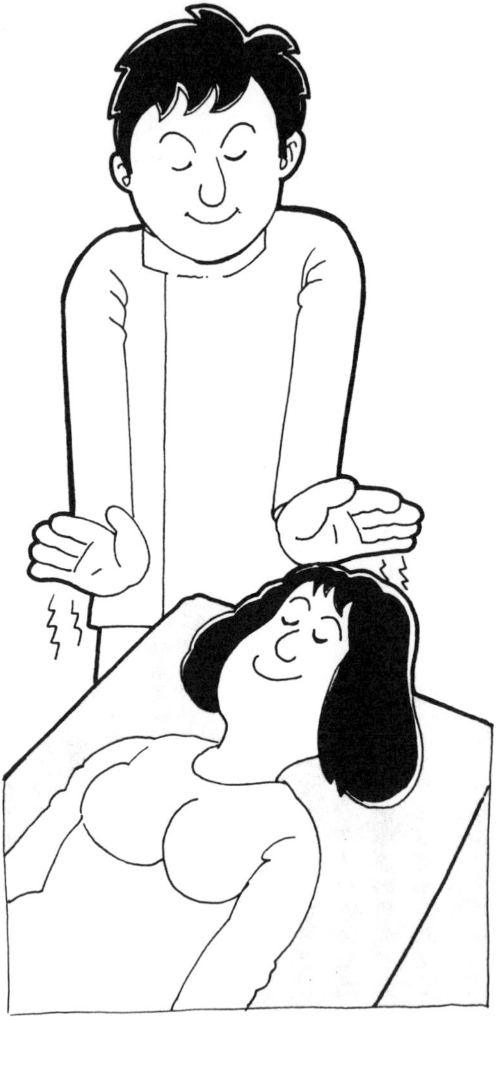

不可思議之力量。在心靈治療法中，有所謂「手掌蒙遮術」的治療法。其方式是只要將其手掌遮蓋在患部上，就可以治療此疾病。這種治療法，在世界各地都有被施行的記錄。全世界著名的心靈治療醫師——英國的哈利•耶多德士醫師，就曾經在英國皇室的阿努帕多大廳中，當著許多觀衆的面前實際表演，並出現了許多令人讚嘆的神奇現象。作者以前曾利用在歐洲從事民間治療的巡迴研究之機會，拜訪了耶多德士的邸宅，大師樸實溫厚的人格，更令人感到份外親切。

利用手掌發散出的生物能源之治療法，也可從中國的氣功治療法上得到證明，甚至在日本，其主要的宗敎團體中，也有施行過這種治療法的例子。

當頭痛及腹痛時，不經意地會將手放在患部貼近、搓揉，這可能是人類運用雙手所蘊含的神力之自然表現動作。

手掌的運動機能

人類手掌的機能，是高等動物之中最進化的了。考古學家推斷：人類的祖先（非洲猿人）其腦容量約為四百五十克。現在一般成人的腦重量約為一千四百五十克，為過去的3倍之多。而人類進化的過程之中，腦部之所以會變大，大部分的原因，是為了使手掌的使用而生成的。

在手掌上有27個骨節，以及25塊筋肉，用來調整手部複繁的動作。人類的手，與黑猩猩和猿猴的骨節及筋肉數字大致相同，由外形來看也相當地酷似，但其機能卻大不相同。特別是拇指筋肉的發達程度，其間的差異相當的大。猿猴的拇指與其他四指相比較之下就短了許多，不能像人類的拇指一樣地用力，及調整力道。

拇指的活動與否，與知能的發達有很大的關係。只有人類的拇指可以與其他的四指相互地接觸運動。

手部的運動，除了拇指與四指的接觸外，還包括了：手指、手腕的屈伸，內轉、外轉，或者是以手腕帶動整隻手部的向內及向外的旋轉。

手部的基本動作有「握」、「抓」等等，

圖21　手部骨頭的構造

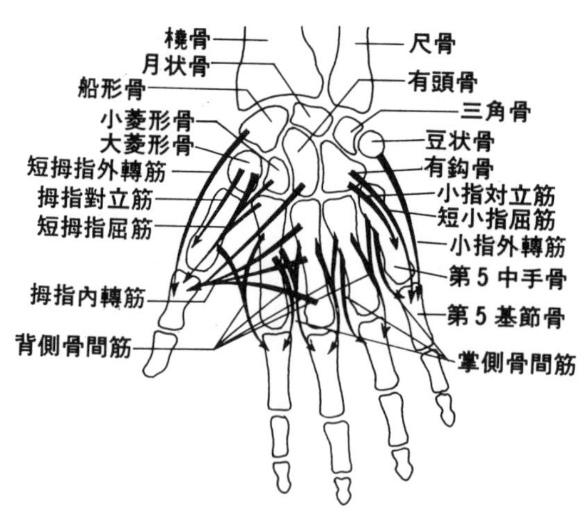

圖22　手腕筋肉的結構

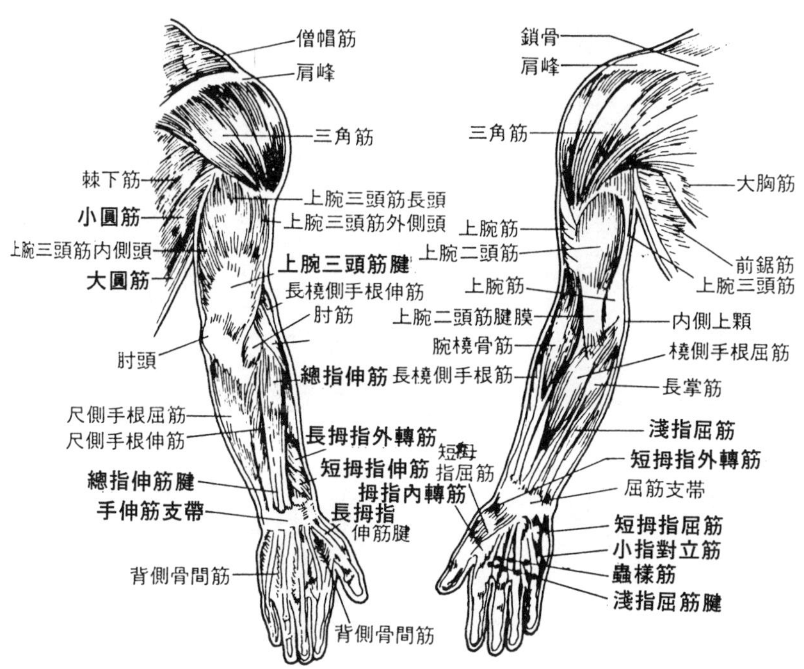

當手和手指活動時，可以同時配合著以上的動作，自由地運作，自在地使用雙手。人類特有的手部機能，是各指可以獨立地活動，並且能夠自主地分配支使其主要的力量。

由於人類與生俱來的反射結構，再加上手部反覆地學習練習，促使腦部發達，並且使得手部漸漸地靈活起來了。不會繫鞋帶，或是筷子使用方法不正確，這些情況皆是在幼小的時候，沒有給予手部基礎運動的訓練之故。所以應儘量地避免穿那些尼龍扣帶的鞋子，或在吃飯時以筷子來代替湯匙，如此一來，就不會顯得笨手笨腳的了。在平常無事的時候，自然地動一動手部使其活動一下，剛開始時是有意識地反覆來回操練，然後便會自然而然地熟習，成為身體必要的活動運作之一了。

在現代人的日常生活中，以手來代勞的工作是越來越少了。電視、錄影機等，全是用遙控裝置，只要按一下按扭便可享受。另外，無論是掃除或是洗衣服，也是只要一按下開關便可以解決了。轉換頻道、以掃帚打掃，以及搓揉擰乾衣服等動作，可訓練手部的回轉、向內、向外的轉動，如今都極度地減少了。現代人原本就只有上述等少數的使用手之機會，如今，連這些機會也大為減少，如此一來，也相同地減少了腦細胞活動的機會。

如果手部一直不經常活動、使用，則腦部的運作也會停滯下來，而變得不再靈活了。

利用皮膚刺激來促進腦部的發達

手掌不僅是「握」、「抓」等動作最靈活的運動器官，也是最敏感的感覺器官。手掌這種觸感的重要性，一直到最近才被發掘出來。所以在美國及英國，目前就有一些博物館中，經常會展出部分可以自由觸碰的美術品。

皮膚上的感覺有：觸感、壓覺、振動的感覺。而冷、熱、溫，以及痛等的感覺，在皮膚上則有特定的感覺器來接受以上的刺激。當在皮膚上施予這些刺激時，會經由神經，將受刺激的訊息傳達至大腦之中。

有關刺激皮膚的報告中，有些是相當有趣的。美國的研究報告中指出：刺激剛出生的嬰兒其腳部之皮膚，可以促使它早點學會獨立走路。

此實驗是將6個嬰兒分成：積極訓練組、消極訓練組，以及非訓練組3個不同的組別，來進行實驗。

積極訓練組的嬰兒，在其出生後一個星期開始，到滿2個月之間，每日3回、一回持續3分鐘，分別在腳底、及腳背的皮膚上來給予刺激。剛開始的2分30秒，用來進行刺激腳底，母親從背後自嬰兒的兩腋下來加以扶持，使其站立，並將腳底按在床上。其餘的30秒，就維持站立的姿勢，將單腳接觸桌角，使其與腳背的皮膚輕輕地摩擦，並且要二隻腳交互著施行。

將嬰兒的雙腳腳底按在床上，然後再將其中的一腳提起。如此雙腿輪流反覆的提起，就好像是在步行一般，可以使腳部活動的次數增加。圖23是表示在1分鐘之內，腳部著床的次數，以一個禮拜的實驗結果所做出的統計表。

由積極訓練組其實驗結果得知：這些嬰兒在出生後一星期的訓練內，一分鐘可著床8次；3

週至4週間，其著床的次數會飛快地增加，而8週後，一分鐘就可達到30次的著床次數了。而可以單獨步行，約在10個月4天之後。但消極訓練組的嬰兒要學會單獨步行，平均要11個月11天，另外，沒有訓練的嬰兒，一直要等到11個月21天才會，比積極訓練組的嬰兒，約遲了1個月左右的時間。

如果出生後沒有讓嬰兒做一些壓腳掌提腿的動作，雖然說人類生來就具有步行反射的能力，但是在出生後的2個月後，其步行反射會漸漸地變得困難。普通的嬰幼兒，在其牙牙學語時，對於步行的練習，以及步行的運動，會稍稍的有所記憶。但如果在其步行反射出現的時期，就在腳底的皮膚上給予刺激，則能使反射的經路活躍起來，促使腦細胞的活性化，因而提早學會步行。

圖23　出生後2個月內，其脚部皮膚刺激之結果（6個嬰兒的平均值）

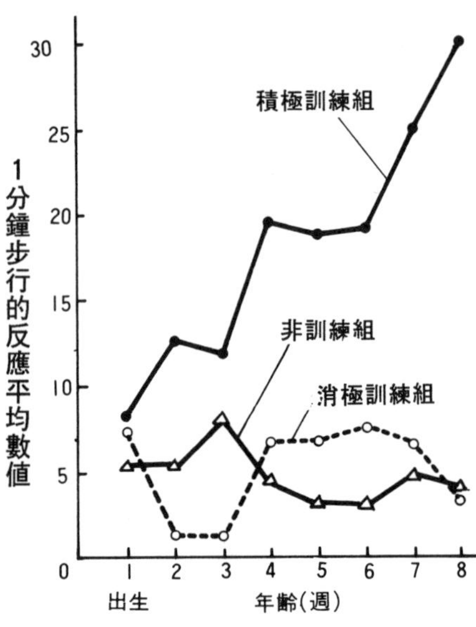

美國研究報告

此外，嬰兒的吮指

頭動作，也會促進大腦的發達。因為皮膚接受到刺激，會產生快感，精神狀況也就會呈現平靜安穩的狀態。當手及指頭進入口中，在口中探索時，則能促使腦細胞活性化。但是到了2～3歲時，其幼兒仍有吮指的現象時，這就是孤單寂寞的表現，或是情緒呈現不穩定的狀況，此時，就有必要戒掉此一習慣了。

大腦會由於反應接收外來的刺激，而更加的發達。人類手掌的皮膚，與身體其他部位的皮膚相比，是最敏感的部分。因為單單與手掌感覺有關的神經，就約有2萬條之多，雖然人類與高等的猿猴類相比，並沒有太大的差異，但是人類可以接收各種強弱微細的刺激。由於人類的雙手可以自由地操作運用，所以手掌也就可以藉此得到由外部傳來的訊息，人類的雙手也因此而被認為是最佳的感覺器官了。

有一種遊戲是以「手部摸索」的方式來抓東西判斷，因為這個遊戲是以手指來觸摸物體其形狀的大小、質料等，所以大概都可以發現是什麼東西。而點字也是利用手指的敏感度來讀書的作用。

手部其觸覺最靈敏的地方是指尖，再順著手心下來的位置，其反應就遲鈍了一點。此外，五指之中又以食指與中指最為敏感，據說此二指還具有守護心臟運作的功用。

圖24　大腦皮質的構造

左半球外側面

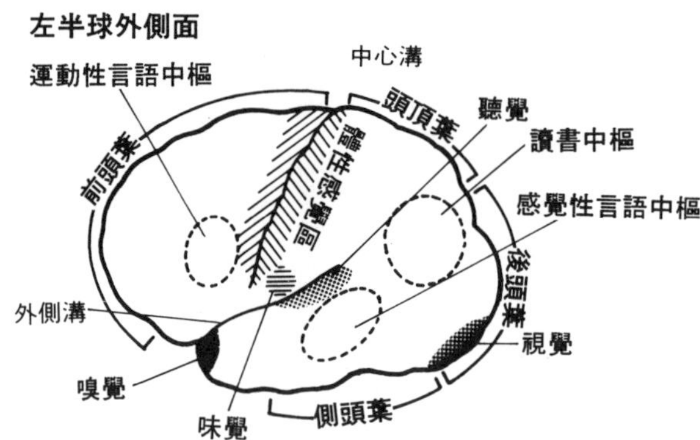

左半球內側面（正中斷面）

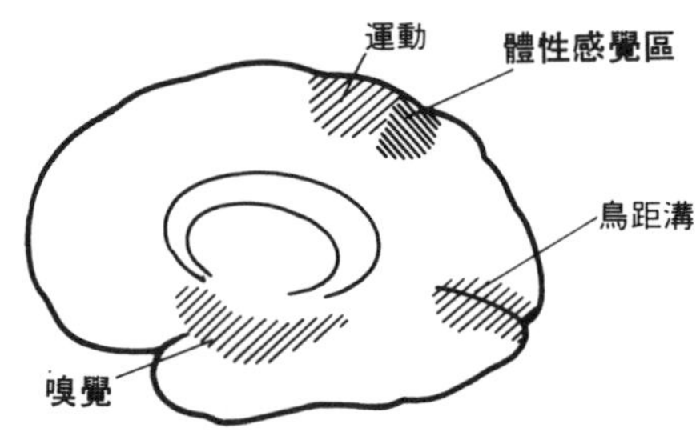

以一指的屈伸來促進一成的腦血量

首先對腦部的運作提出解說的，是加拿大的腦外科醫師——威魯達・乃費魯多醫師。根據他的研究報告，可以明顯地看出：專司手指與手部運動的中樞，是在大腦皮質中佔了相當大部分。

腦是統制人體活動發號施令的所在地。舉凡身體中筋肉的活動、

圖25　運動區與體性感覺區所相對應的身體各部圖
（沿著大腦半球的中心溝所做之切面）

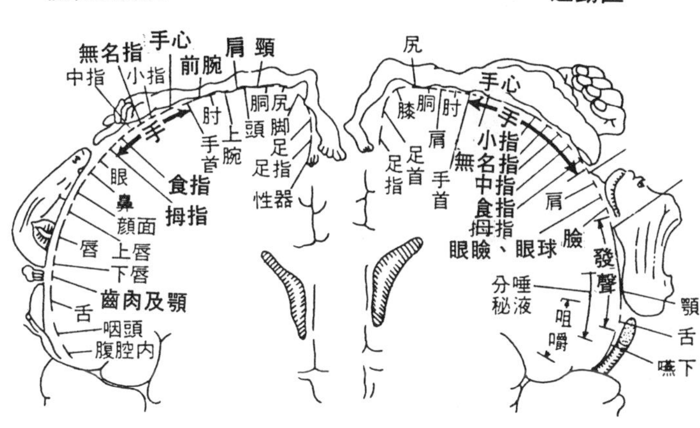

運動中樞的領域，皆稱之為運動區。此外，痛、觸、溫、冷等的感覺中樞領域，稱之為體性感覺區。身體中無論是皮膚、關節，或筋肉等接收到的情報，一般皆認為會最先傳達到體性感覺區去。除此之外，腦部還有關於眼睛、耳朵、鼻子，及嘴巴的視覺中樞、聽覺中樞、嗅覺中樞、味覺中樞；以及專司表達語言、寫字、記憶的語言中樞、書寫中樞，及記憶中樞等。這些中樞神經都是鄰近相連的，彼此牽連、彼此刺激，而組織出一個智能發達的大腦（如圖24中所示）。

就以學習彈鋼琴的行為為例：剛開始學習時，彈奏曲子要看樂譜，並且還要注視鍵盤，以手指來接觸鍵盤彈奏。演奏者藉著聽奏出的聲音，來改變指力以表現聲音的強弱，或辨別彈錯的音符；並且還要一邊讀樂譜、記憶音符與鍵盤其位置的關係。為了彈奏完整的曲調，便要思考如何來運用雙手的訓練，以期達成這牽動了運動、感覺、視覺，及記憶等各中樞神經相互作用，而共同完成的一連串動作。

運動區與體性感覺區上，有著配列著身體各部的對應部位，請看圖25中，其手部所佔的比例。儘管手在身體中，所佔的形態不算太大，但就運動區中，與其他部位來相比較，就佔了極廣大的領域。專司手部運動的中樞神經佔了相當大的位置，這就意味著手部可以做出許多複雜細微的工作。

手掌是構成身體各部積極功用的器官，僅以右手的食指做屈伸的運動，就明顯地可以增加約10％的大腦全體血液量，由此可知，做一些手工細的動作，可以促使大腦其廣大的領域活躍地運作起來。為了保持腦部的青春活力、防止老化痴呆，就必須要多做手指運動。

腦細胞沒有接受刺激時便容易老化

人類的手與腦，是由一百萬條神經緊密地連接起來的。腦細胞中，神經細胞（神經元）擔任傳遞訊息的任務，此神經細胞是由神經膠質細胞，與血管細胞共同來支持以及補充養分的。在人類智能的發達上，神經細胞占有最重要的地位。神經細胞的突起體，會向四方伸展，與其他的神經細胞連接（連接的部位稱為突觸），而形成為一個神經迴路系統。

手部的活動，是由腦部運動區上的手部領域之神經細胞運作而成的。運動神經細胞經過腦幹，在頸部的延髓錐體部位交叉，隨脊髓下行到神經細胞之間，再由隨意肌的筋肉組織成為一個線路，此線路即稱為「錐體路」（如圖26上所示）。神經細胞的活動，是當筋肉開始活動前的○・一秒，由神經系統發出訊息，就如同電氣信號（即神經衝波）一樣地傳送出來。

初學鋼琴時，體內與彈琴有關的各中樞神經細胞，會相互地貫連起來，而形成為一個新的神經迴路。由於不斷地練習彈琴，反覆地給予相同的刺激，所以加強了神經迴路的運作，而使得彈琴的技術更加熟練。因此，當在孩童時代練習彈琴，但如果中途停頓沒有再繼續學習的話，是無法學好的。這乃是由於神經細胞之間缺乏連絡的緣故。要知道：當腦細胞及筋肉沒有給予刺激的話，很快的就會適應了那樣的環境，而不再發展，不久就會停滯其作用，甚至開始老化

圖26　錐體路

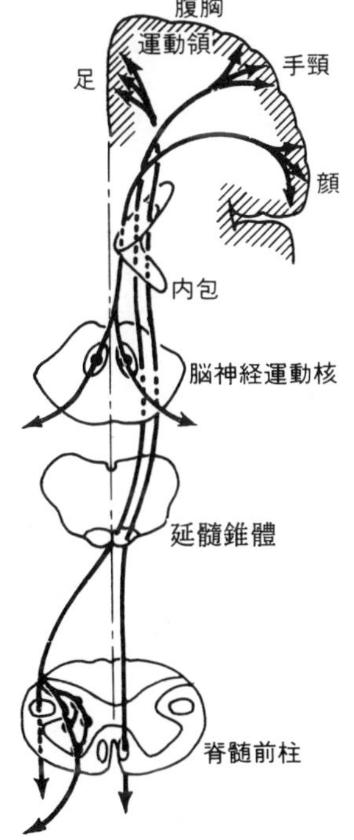

了。

右腦與左腦的分工合作

大腦可縱分為二，就如同兩個碗狀的半球體相互結合，而成為一個球體。使用右手，可以使腦部左半邊活躍，而若鍛鍊左手，則可以使右半邊的腦部靈活起來。自一九六〇年開始，由各方面的訊息可以明白的顯示出：腦的右半部與左半部之運作，乃是各自獨立的作業。而由那些連接左右腦部之間的腦梁（神經纖維）被切斷的癲癇病患身上，我們經過特別的實驗檢查後發現：每個人似乎都像是擁有2顆心似的。因為他們的右腦與左腦原本就各自持有各自的感受與知覺，如果一旦腦梁被切斷，則另一方的腦部運作時，此一方就會全然不知。兩方不能聯繫良好，自然就會產生不平衡，而有各自活動的現象。

美國的神經生理學家里加斯佩利先生，在一九八一年時，以「右腦與左腦運作的分化」而得到諾貝爾的醫學、生理學獎。而斯佩利先生的研究，主要皆是以右撇子的人，來作為他實驗的對象。

腦的左半部可以稱為語言腦，右半部是具有物體空間認知的能力，又稱之為非言語腦。左半

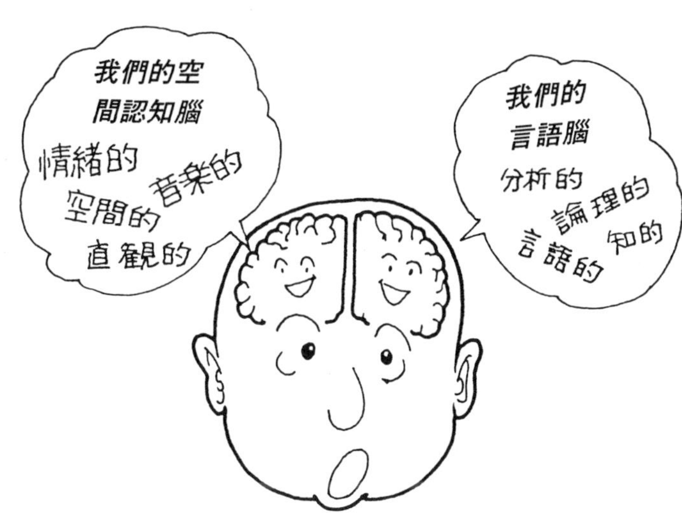

部專司分析、理論、言語、知能等方面的事物，可以說是身體的行動家；另外右半部專司情緒、音樂、空間、直觀的一面，因此稱為身體的夢想家。二個半球化分為二，針對科學能力及藝術能力二方面，來做其知能的運作。

腦部的左半球連接右眼、右耳、右手，及右腳；右半部則是交叉地掌管了左半身上的各部。

腦梁被切斷的患者，其視野能力僅能注視一點：當右側看見蘋果的實體時（如圖27），患者並不能理解它是什麼東西，要看見「蘋果」這二字時，才可了解此單字所具備的意義。再者，當其左側看見蘋果實體時，患者雖然可以理解此水果為「蘋果」，但是沒辦法用言語來表達，即使是看見「蘋果」二字，也無法將實物與文字的意思相連在一起。

圖27　右腦與左腦運作的分化

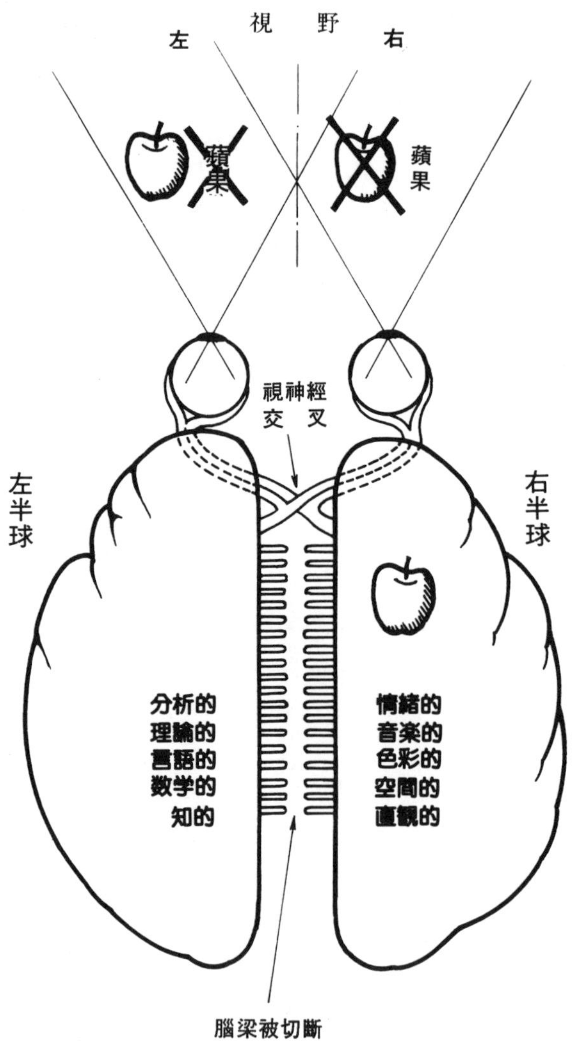

另外，再舉一個相同的例子：以我們日常生活中隨手可得的鉛筆為例，當患者右手接觸到鉛筆時，可以說出「鉛筆」二字，但當以左手接觸時，則無法用言語來表達。這就是僅以右手無法書寫文字；僅以左手無法描繪物體，二者是相同的道理。當左耳聽到聲音時，反應到右邊的腦部，如果單用左腦，就無法理解這聲音的涵義。記憶的情況也是一樣：右腦會直觀地記憶住此人臉部的特徵；左腦則能記住此人的名字。

關於腦部，就是如此地分別擔任各種不同的職責，而其間，就是以腦梁來相互溝通交流，使得我們在日常生活中，不會發生過度極端的衝突。二者相互地取長補短、合而為一，共同來為人體工作。

使用左手者才華洋溢

因為腦部是左右分開作業的，因此，對於左右手的協調工作上，具有很大的責任。大部分的人為右撇子，每個人都會有其慣用的手，但是如果一直僅仰賴單手的操作，則腦部也就只有會對於相對應的那一半較為靈活了。所以最好的方式，是雙手皆能平均地使用，不要僅用單手，而荒廢了另一隻手。當以右手書寫時，可以使用左手來翻書或添紙、使用橡皮擦等等。也可以用左手來扭水龍頭，因為右撇子的人，只要有機會，就要儘量地使用左手。

有一種說法指出：慣用哪一隻手，是由遺傳來決定的，其實這種說法未必是完全成立的。例如：受傷時，或在孩童時期被大人強制地改正左撇子的習慣，都會改變用手的方式。因此使用哪一隻手，乃是由於後天的影響而改變的，實在沒有必要無理地強廹左撇子改變其習慣。

現在我們所發現的事實，其實早在數百萬年前的舊石器時代，就已有人們慣用那隻手的情形發生了。在西班牙與法國的洞窟中，發現了許多左手的手印，而右手的手印，則沒有被存留下來。對於這個現象，一般人皆認為這是由於原始人以右手為型，使用右手來畫圖的緣故。並且畫者都是右撇子，所以才沒有留下右手的手印。由於從前的人以右撇子居多，這一點和人類會使用語言，有相當密切的關係。因為文化和積極性的事物，可能都是由右手來創造的。

當生理學家斯佩利先生發現右腦與左腦運作的分化時，各界人士對於腦部的關注力就越來越高了，而「右腦革命」的理論，也因此被四處闡揚。現代的社會，幾乎全都是右手文化的天下。今日的運動雖然勝負的比重佔了很大的份量，但是現代也越來越重視趣味了。教育或是科學，似乎都偏向於合理的思考，至於創意與才華橫溢的右腦，就因此而被人們忽視掉了。如果我們只是消極且隨便地來面對這個問題，一直沒有使用到左手，我們的腦部就無法達到均衡了。

實際上，現代人的精神生活之弊病，實在是越來越多了。如果我們在知、情、意等各方面得以平衡的話，相信就可以擁有一顆豐富多彩的心了。天才手相學家提洛曾經說過：左手是與生俱來的手，而右手則是後天人為的手。這也就是說，左手是人類身上最原始的手。

右腦是才華、創意的泉源。使用左手的人，是屬於回歸自然類型的人。但無論如何，每個人最重要的，是要擁有一顆存有豐富想像力的心。

以手部運動的方法來預防腦部的老化

隨著高齡化社會的到來，老年癡呆症即成為社會的大問題之一。除了癡呆症之外，也有不少老人成日悶悶不樂、愁眉不展，且有抑鬱的現象，我們可稱他們為「癡呆症的後補者」。

由於飲食的多樣化，醫療設備的進步，而使得人類有愈來愈長壽的傾向，我們更預測：21世紀將邁入一個高齡化社會的世紀。

其實頭腦老化，及腦部越來越遲鈍的情形是可以抑制的。經常使用雙手，不單是動物雙手手指而已，利用寫字、練習書法、編織、彈琴及描繪等工作，一邊思考一邊動手，皆可以達到相當良好的效果。北村西望（雕刻家）享年一百歲，梅原龍三郎（西洋派畫家）享年九十六歲，葛飾北齋（浮世繪畫師）享年八十九歲，畢卡索（畫家）享年九十二歲，以及夏加爾（畫家）享年九十八歲……。以上這些德高望重的名畫家、雕刻家之所以會長壽的原因，可能是由於不斷地從事一些創作活動，一邊思考一邊使用雙手的緣故吧！

腦部的運作減退，是由於腦部血液循環不良，氧氣及營養不足所造成的。由於專司手部的中樞神經，在腦部佔有廣大的部位，所以多活動雙手手指，可以促進血液循環，自然可以使得大腦完全地靈活化了。尤其是人過了中年之後，常常會有健忘的症狀、記憶力也會老化，所以應該多多活動雙手手指。刺激手部——可以預防腦動脈的硬化，如此一來，不僅可以防止腦梗塞及腦溢血，還可以促進體內荷爾蒙的分泌，對於身體各部的機能，皆有良好的影響力。

活動雙手則可以促使腦部的運作活躍。因為腦細胞及筋肉由於是愈使用愈發達的部分，所以我們亦應善加利用。手部是保持腦部年輕、防止痴呆，及維持身體健康不可或缺的器官，現代人絕對有必要再次地認識手部的重要性。

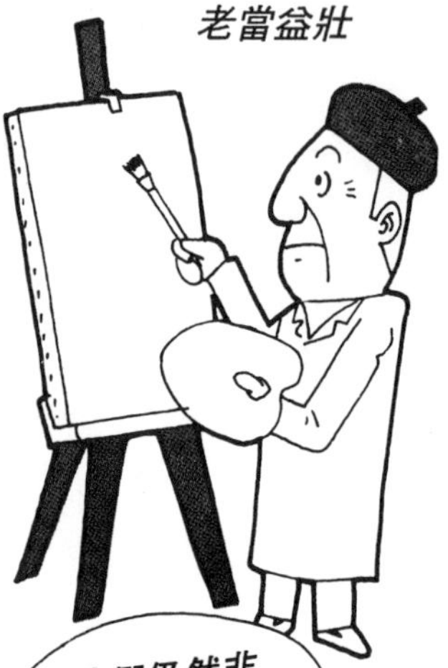

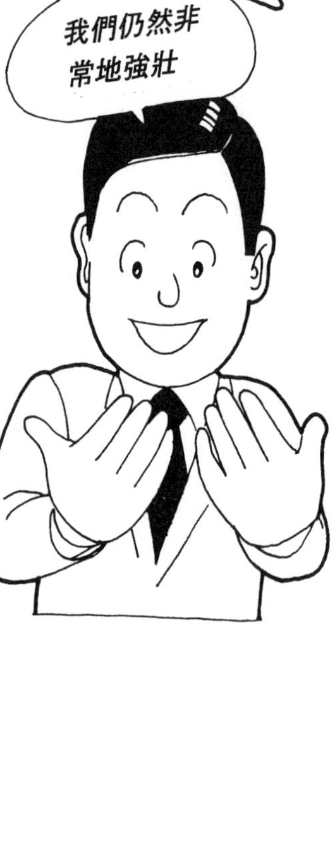

第七章 預先得知雙手的萬能

手的經絡與經穴（穴道）

在我們人類的身體上，全身生物能源運氣的經絡，即是經絡的循環，可以調整人體的活動。當內臟各器官如有什麼異常時，氣的循環便會不良，然後經絡上的某個經穴（穴道）便會出現酸痛及脹痛的反應。如此可知：穴道為發現疾病及治療上的重點。

經絡上的正經十二脈，以手腳為起點和終點，而稱為奇經的有八脈。手腳上有各種的六脈通過，所以手腳上有許多重要的穴道存在。全二十經中，為一般經常利用到的經絡有正經十二脈，以及任脈、督脈的十四經。以下將介紹與手部有重要關連的經絡，及重要的穴道：

①手上的厥陰心包經：

沿著兩手的中指下來的區域，是與心臟有關的經脈。其中也包含了冠狀動脈、心囊及肋膜的作用。全身共有六臟六腑，此處即是一臟。如果當此經絡出現異常時，手腕就會產生酸痛、心跳，及氣喘等的症狀。此外，手心會發熱，或手心的中央周圍會發生酸痛的現象。

穴道↓中衝（小孩痙攣），勞宮（寫字過度所引起的痙攣），大陵（發熱），郄門（心跳）。勞宮與郄門穴為診斷有無心臟病變的重點，在氣功上也非常地重視這兩個穴道，所以必須好好地按摩。

②手上的陽明大腸經：

沿著兩手的食指下來的區域，即是所謂的陽明大腸經，專司營養的吸收，以及廢物的排泄工作。當大腸經出現異常時，會出現眼睛疲勞、牙痛、頸部腫痛、鼻塞等的症狀。特別是在肩部到食指之間，會出現疼痛的感覺。

穴道↓商陽（牙痛），二間、三間（扁桃腺炎），合谷、第二合谷（高血壓、牙痛），陽谿（手腕的關節痛），曲池（近視）。這些穴道中，合谷為以鍼的無痛手術之嚮導路線，另外，對於牙痛、眼睛、三叉神經痛，也相當地有效。

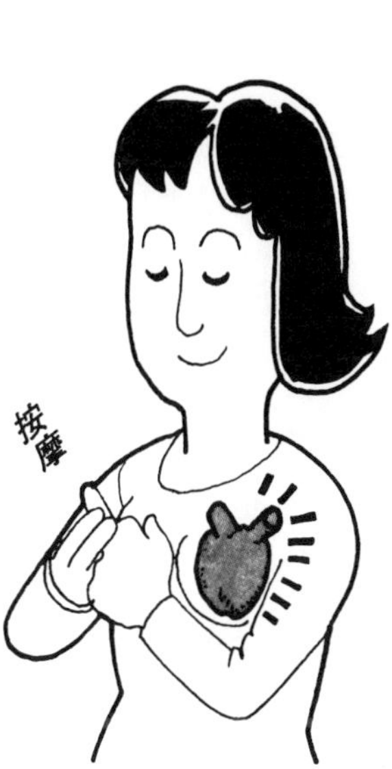

③手上的少陰心經：

沿著小指的內側下來之區域，即是所謂的少陰心經。這乃是與心臟有關的經絡，專司人體血液的循環機能。此外，此穴道除了與心臟有很深的關連之外，也是個相當容易受到精神方面影響的經絡。當這個經絡出現異常時，主要的症狀會有手腳冰冷、眼睛疲勞，以及口渴等現象。

穴道↓少衝（心臟疾病、狹心症），少府（尿道炎、歇斯底里），神門（心臟疼痛）。其中更以神門穴為其心臟疾病的名穴，其位置在於兩手手腕手心側至小指的位置。

圖28　手心上的經絡與穴道

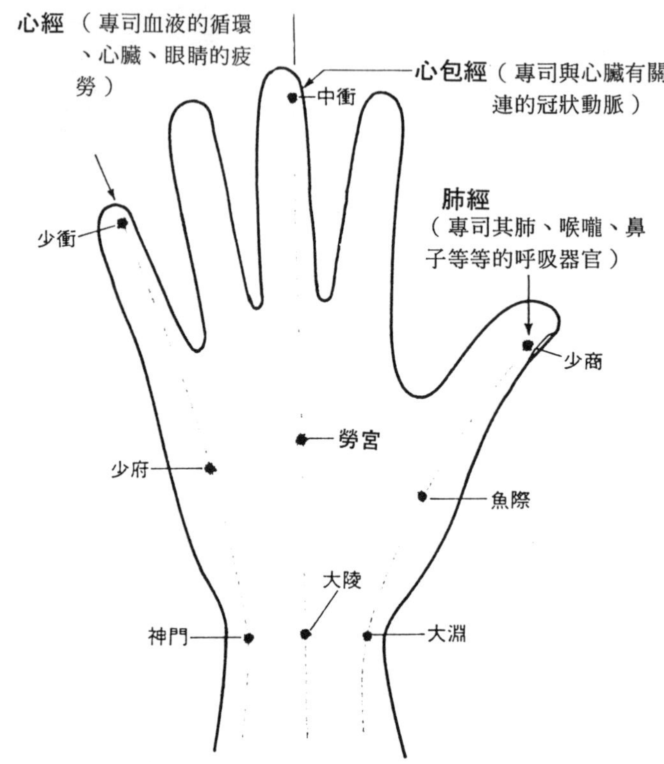

④手上的少陽三焦經：

此穴道與人體的能源活動，以及體內的荷爾蒙分泌，有重要的關連。其位置在於沿著兩手無名指下來的範圍。

特別是女性，此經絡不順的病例相當多，當其症狀出現時，就會有耳鳴、目眩、喉嚨較弱、眼睛疲勞、容易盜汗，以及無名指出現酸痛等等的情況。

穴道→關衝（頭痛、目眩），液門（痙攣

圖29　手背上的經絡與穴道

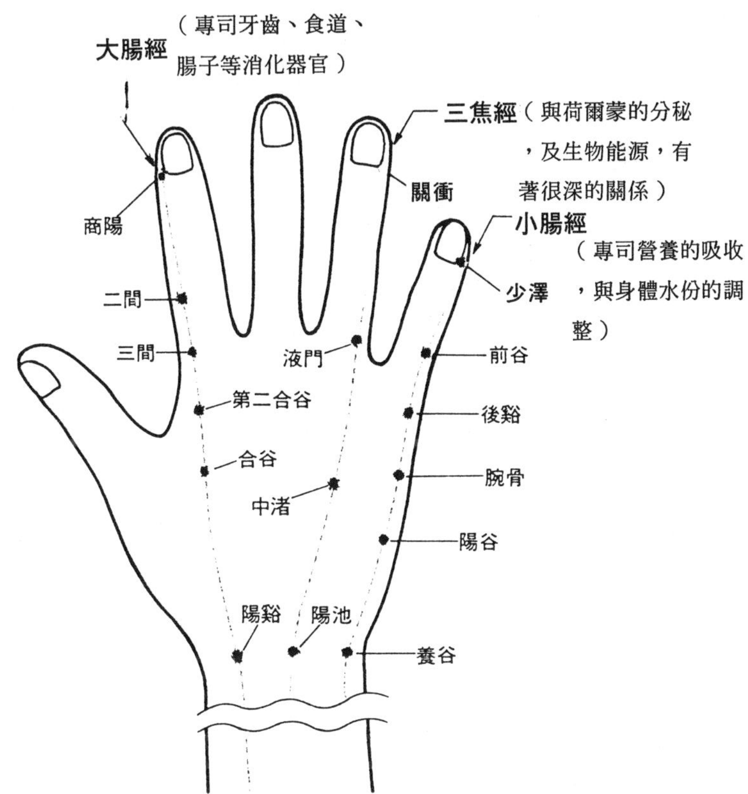

、不省人事），中渚（關節酸痛），陽池（消化器官的疾病、關節炎）。

⑤手的太陰肺經：

這個穴道，乃是位於沿著兩手的拇指下來的地方，掌管了全體的呼吸器官。有一句俗話說：「患有肺病的女性，為臉色蒼白的美人。」由此可知，此穴道與皮膚有著相當密切的關係。當肺經有異於常態的現象時，其代表性的症狀即為手心會發熱（

（特別是患感冒時）、頭昏眼花、咳嗽、出痰，以及胸口鬱悶、心跳等的現象。

穴道↓少商（腦部疾病），魚際（暈車、暈船、暈機、及支氣管炎）、太淵（手腕關節炎）。在腕根附近有一個中府穴，為治療支氣管炎非常有效的名穴。而住在空氣污染嚴重的大都市裡的人們，大部分當按此穴道時，皆會多少感到疼痛不適的感覺。

⑥手上的太陽小腸經：

太陽小腸經，乃是指順著小指外側下來的整個區域。此穴道為調整人體內水分的有關經絡，與大小便的排泄有關連。如果此經絡有不順暢的情況發生時，則會有腹瀉或便秘的困擾。而其症狀為：手背上的小指會出現痛、酸的症狀，而眼睛與耳朵也容易產生異狀，而其起因，廣泛來說，就是與「水」有著絕大的關連。

穴道↓少澤、前谷（流行性感冒），後谿（感冒），腕骨（腕部疼痛），陽谷（耳朵方面的疾病），養老（手腕的神經痛）。以上六脈乃是有關於手部的經絡與穴道，以下就要接著簡易地介紹一下與腳部有很深淵源的六脈，以及任脈、督脈。

※（　）內表示主要的疾病。

⑦腳部的厥陰肝經：

專門掌管肝臟及胰臟的機能（包括頭痛、目眩、腰痛、以及泌尿器官的疾病。）

⑧腳部的陽明胃經：

圖30　任脈24穴

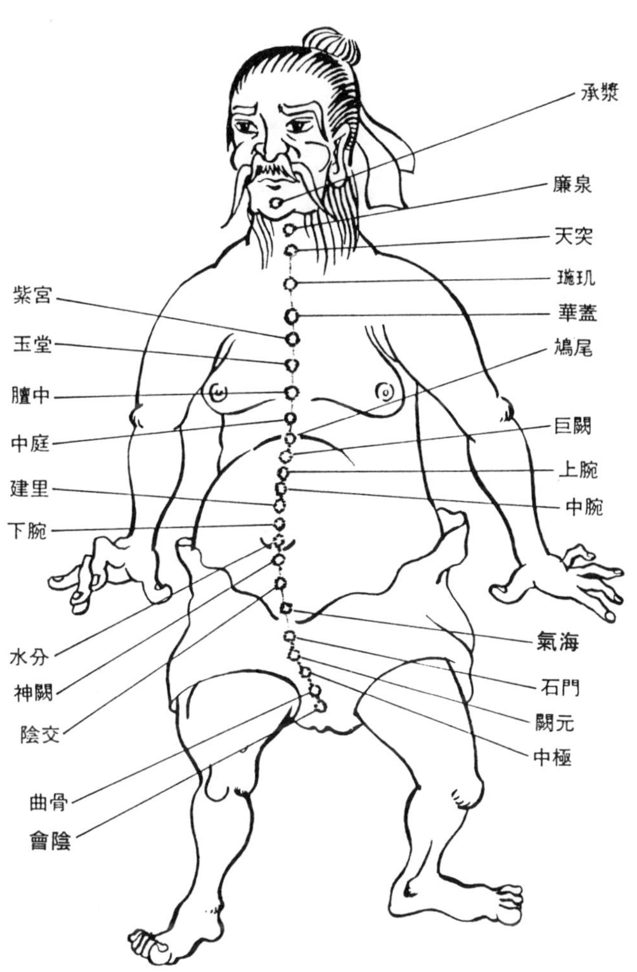

圖31　督脈27穴

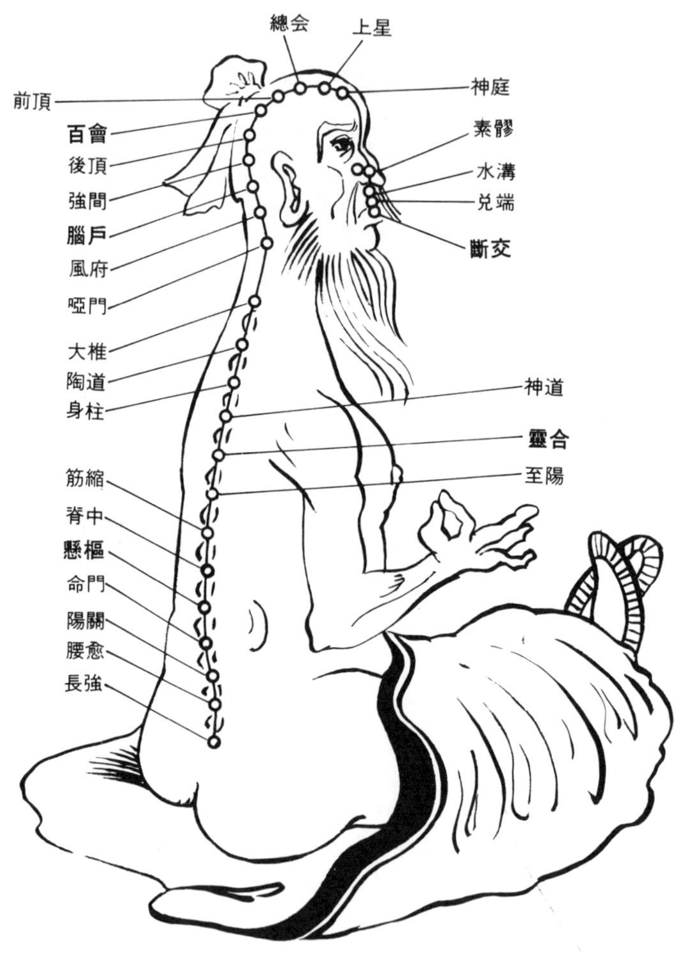
總会
上星
神庭
前頂
百會
素髎
後頂
水溝
強間
兌端
腦戶
齗交
風府
啞門
大椎
陶道
身柱
神道
靈合
至陽
筋縮
脊中
懸樞
命門
陽關
腰愈
長強

專司胃腸的功能（包括胃消化不良、反胃等等的胃腸疾病、神經症。）

⑨腳部的少陰腎經：

掌管生殖器官的功能（包括遺精、陽萎、不孕症、腰痛、腸部疾病、扁桃腺炎等疾病。）

⑩脚部的少陽膽經：

專司膽囊（包括耳朵及喉嚨的疾病。）

⑪腳底的太陰脾經：

控制血液的流量（包括下痢、便秘、食慾不振、胃腸與胰臟方面的疾病。）

⑫腳部的太陽膀胱經：

專門管理與泌尿器官有關連的部分（包括肩膀酸痛、腰酸背痛、糖尿病，及高血壓。）

⑬任脈：

在身體的正面，與全部的經絡有關連（包括生殖器官，及胃部方面的疾病。）

⑭督脈：

在身體的背面，聯繫所有的經絡（包括消化器官，及泌尿器官疾病）如圖31所示。

任脈與督脈可調整各經絡的流通，也就是說：它們具備了如同通路般的任務。

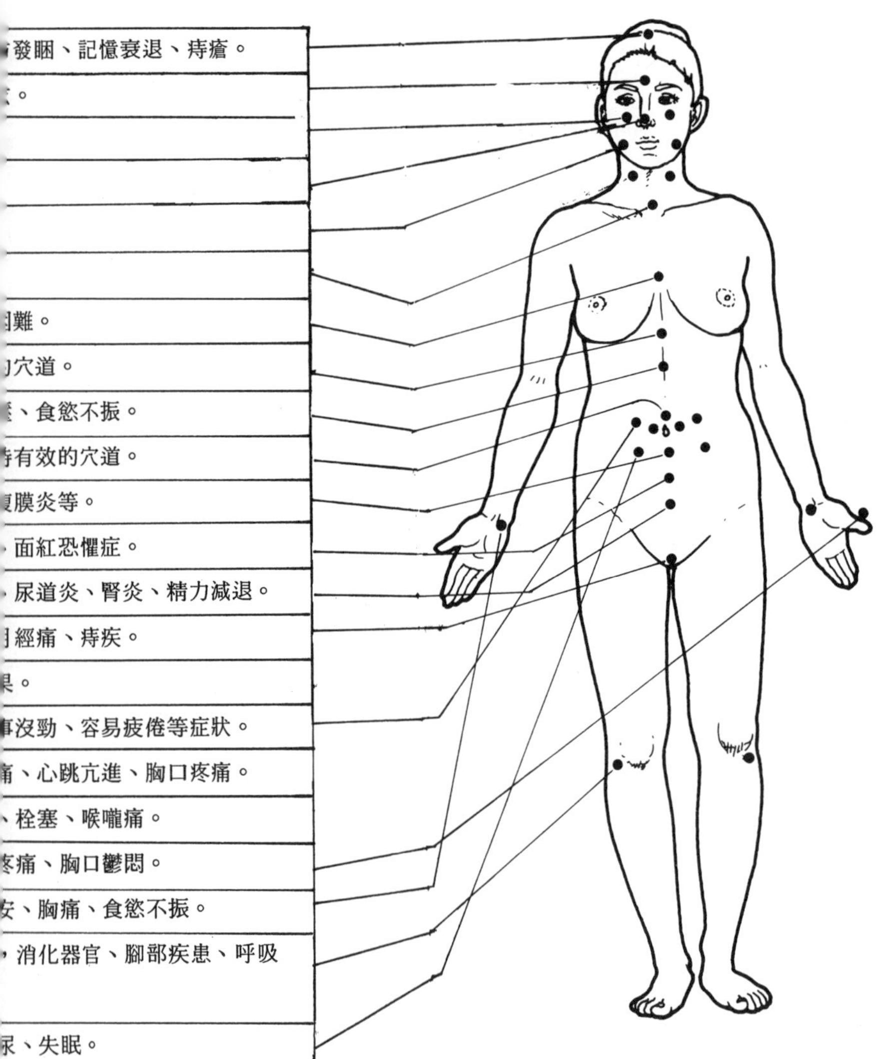
發睏、記憶衰退、痔瘡。
難。
穴道。
、食慾不振。
有效的穴道。
膜炎等。
面紅恐懼症。
尿道炎、腎炎、精力減退。
經痛、痔疾。
沒勁、容易疲倦等症狀。
、心跳亢進、胸口疼痛。
、栓塞、喉嚨痛。
痛、胸口鬱悶。
、胸痛、食慾不振。
，消化器官、腳部疾患、呼吸
、失眠。

圖32　身體正面穴道反射於手心

手心上穴道對於治療何

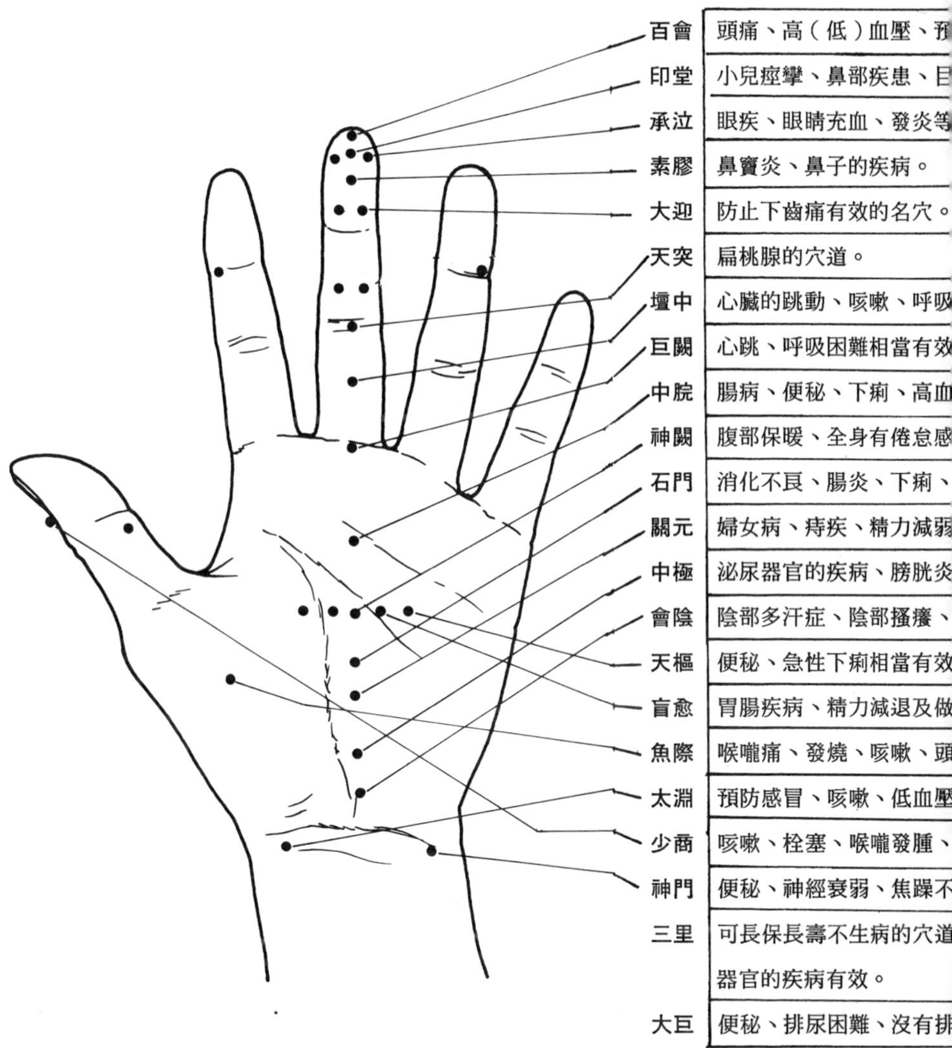

百會	頭痛、高（低）血壓、
印堂	小兒痙攣、鼻部疾患、
承泣	眼疾、眼睛充血、發炎等
素膠	鼻竇炎、鼻子的疾病。
大迎	防止下齒痛有效的名穴。
天突	扁桃腺的穴道。
壇中	心臟的跳動、咳嗽、呼吸
巨闕	心跳、呼吸困難相當有效
中脘	腸病、便秘、下痢、高血
神闕	腹部保暖、全身有倦怠感
石門	消化不良、腸炎、下痢、
關元	婦女病、痔疾、精力減弱
中極	泌尿器官的疾病、膀胱炎
會陰	陰部多汗症、陰部搔癢、
天樞	便秘、急性下痢相當有效
盲愈	胃腸疾病、精力減退及做
魚際	喉嚨痛、發燒、咳嗽、頭
太淵	預防感冒、咳嗽、低血壓
少商	咳嗽、栓塞、喉嚨發腫、
神門	便秘、神經衰弱、焦躁不
三里	可長保長壽不生病的穴道 器官的疾病有效。
大巨	便秘、排尿困難、沒有排

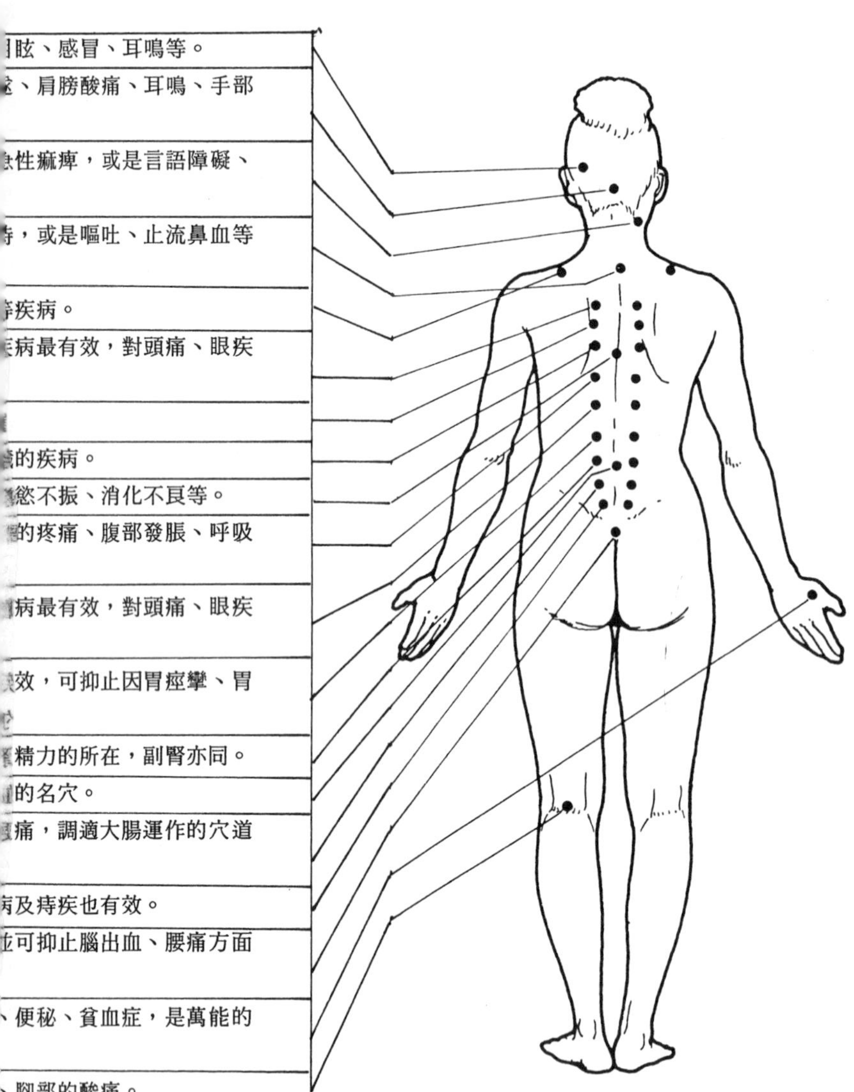
眩、感冒、耳鳴等。
、肩膀酸痛、耳鳴、手部
性痲痺，或是言語障礙、
，或是嘔吐、止流鼻血等
疾病。
病最有效，對頭痛、眼疾
的疾病。
慾不振、消化不良等。
的疼痛、腹部發脹、呼吸
病最有效，對頭痛、眼疾
效，可抑止因胃痙攣、胃
精力的所在，副腎亦同。
的名穴。
痛，調適大腸運作的穴道
及痔疾也有效。
可抑止腦出血、腰痛方面
、便秘、貧血症，是萬能的
、腳部的酸痛。

圖33　身體背面穴道反射於手背

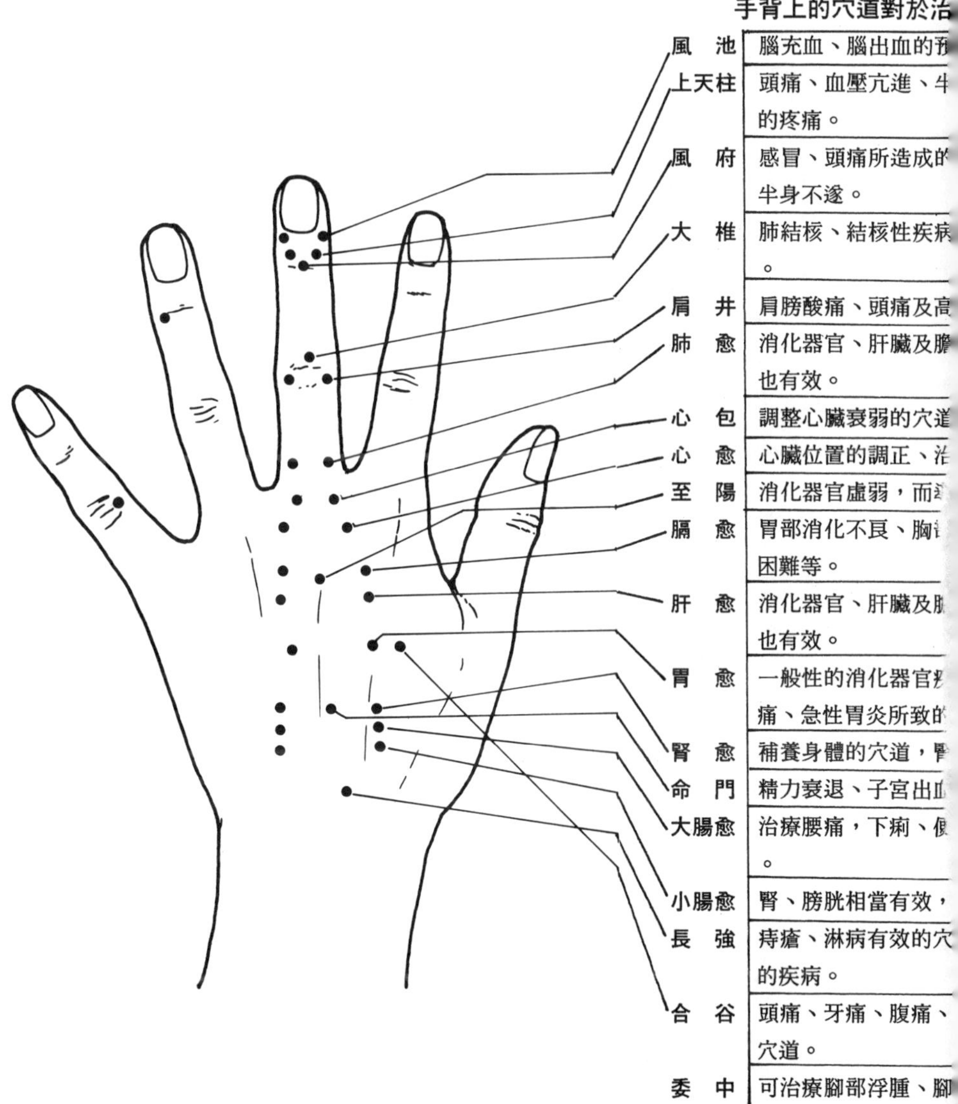

手背上的穴道對於治
風　池　腦充血、腦出血的
上天柱　頭痛、血壓亢進、
的疼痛。
風　府　感冒、頭痛所造成
半身不遂。
大　椎　肺結核、結核性疾
。
肩　井　肩膀酸痛、頭痛及
肺　愈　消化器官、肝臟及
也有效。
心　包　調整心臟衰弱的穴
心　愈　心臟位置的調正、
至　陽　消化器官虛弱，而
膈　愈　胃部消化不良、胸
困難等。
肝　愈　消化器官、肝臟及
也有效。
胃　愈　一般性的消化器官
痛、急性胃炎所致
腎　愈　補養身體的穴道，
命　門　精力衰退、子宮出
大腸愈　治療腰痛，下痢、
。
小腸愈　腎、膀胱相當有效，
長　強　痔瘡、淋病有效的
的疾病。
合　谷　頭痛、牙痛、腹痛、
穴道。
委　中　可治療腳部浮腫、

高麗手指鍼，其別名又稱為手心穴道治療法。此治療法，是由韓國的柳泰佑先生所設想出來的。而高麗手指鍼治療法，與手掌反射帶治療法，二者的思考方法十分的相似。

手掌反射帶治療法的治療重點，是將內臟各器官投影於手上；而高麗手指鍼的治療重點，則是將全身的穴道投影於手部。其主要是用鍼和灸來刺激手部反射的穴道，可以藉此預防及治療疾病。除了鍼灸之外，用來作為刺激的方法還有以指甲，或是指尖來指壓，亦可用火柴棒、牙籤等的尖端為器具，或是以磁器來給予刺激。

手部與人體全身，有著相互對應的關係。中指可說是人體的中心，中指的頂端和頭頂的百會穴遙相呼應。所以在人體的手心側上，有身體正面的穴道；而手背側，則反射出身體背面的穴道（如圖32～33）。

身體右半身主要的疾病，反應於右手；左半身的疾病，主要在左手診斷、治療。

手相

手相可以說是一個人一生的故事，從古代開始，在全世界各地皆有人研究，本書將手相的歷史做一個簡單的說明。

手相的發祥地，根據作者的研究調查之結果，斷定乃是源自於古代的印度。由印度傳到中國的手相，再由中國人加上了易經的思想，以及陰陽五行，終於發展成為東方的手相術。另一方面，現代西洋的手相術，以20世紀初期英國的提洛先生，其貢獻為最大。我們由西方古代對於手相術的看法，也可發現此乃是由古代印度的文獻經過研究發展，而成立的一種學說。

在日本，手相僅是在街頭擺設一張桌子即可的技術，而在手相術極為盛行的台灣，甚至設有結構堂皇的命相館。手相傳入日本，約略是在平安時代的中期。一般皆認為是由最澄成空海佛僧，所傳入的技術。但是在日本，手相並沒有很深入的研究，即使是進入本世紀之後，也沒有太大的發展。手相流傳在日本的一般民間，是在江戶時代。這個時代所著成的「南北相書」，一直到大正時代，都還是日本命相的主流。

至於從前的手相，是相當簡淺容易的，而今日則細分為許多類別。世界上最古老的醫書之一——「神相全編」，是由袁忠徹所著的。內容中記述了古代中國的手相學，並將其手相圖分為天紋、人紋、地紋三大類，用以占卜人一生的身分、貧富，及生命力。

■由手心的四大線來觀察疾病

現代的手相觀，是以印度的手相學為主流，並參考提洛學說，及其他西方流派，和中國的命相學共同而成的。一般來說，手心上大致可分類為：命運線、生命線、智慧線、感情線四大線。

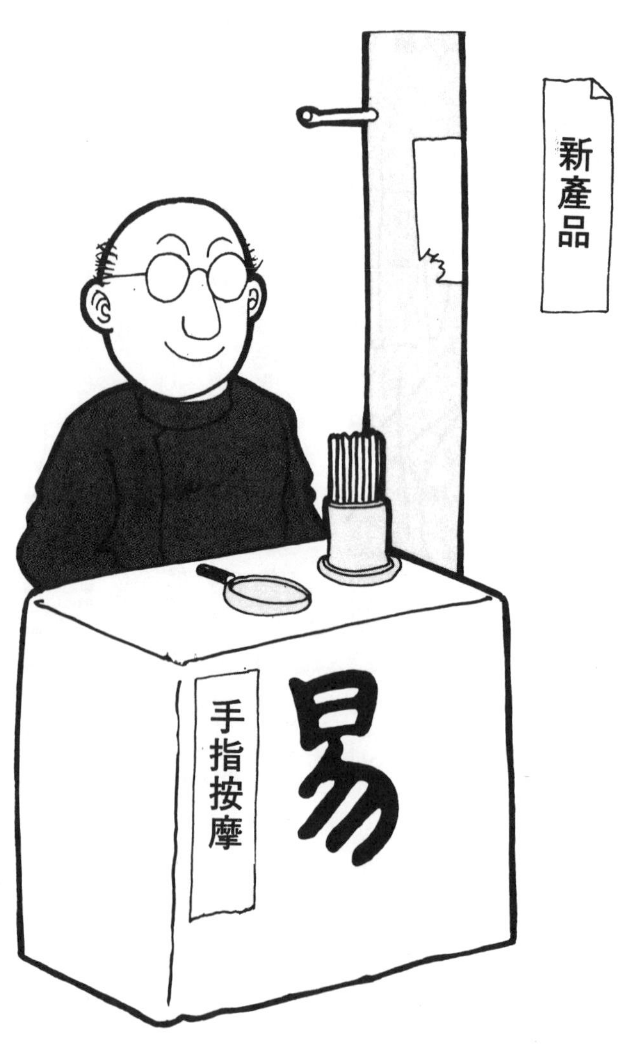
新產品
手指按摩
易

現在就簡單的來介紹一下這四大線的讀法（仙道望診法）。

①命運線：（又稱為太陽線）

由此線中可看出此人一生的運勢。也可表現出過去所置身過的環境對其人造成的影響，得志及其勢力範圍、個人的特性，以及將來的命運等等。當此線如果很淺，或者是斷裂處很多，就必須多注意腦部方面的疾病。

②生命線：（又叫健康線）

圖34　手心的四大線（手相）

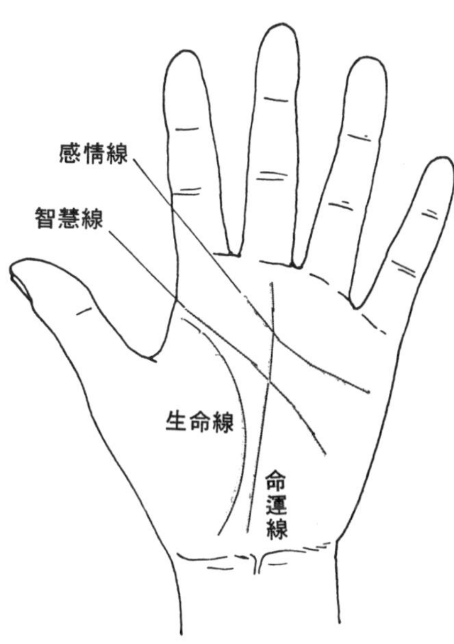

生命線是看其生命力的標準，可以表現先天上呼吸器官及消化器官的狀態。生命線淺的人，其身體狀況較弱；手心呈粉紅色，生命線很清楚的人，其身體必然很健康強壯。此線以呈現廣泛半圓形的圖形，在手心上為最佳的情況；而生殖器官較弱的人，生命線的後端，會出現突然中止的痕跡，而當身體上某個部位骨折或受傷時，在此線上則會有斷裂的跡象。

③**智慧線：**

由此線可看出此人的特長，及其天生的才能。如果此線不是很清晰的人，有些人甚至會出現神智障礙的徵兆，特別是那些頭部比較容易疲勞的類型。因此，文明人比原始人；頭腦勞動者比肉體勞動者，其智慧線都有較長的傾向。

④**感情線：**

可以由感情線中，看出此人本能內層的部分。因為此線主要表現出血液的循環作用，所以當血液循環不良時，此線通常會變得較淺。如果感情線長且清晰，可見此人是屬於情緒化、神經質的人，或是慢性胃腸較弱的人。當過度神經質、操勞之時，則此線的某處就會出現如同島狀的圖案。而當藥物中毒、酒精中毒時，此人的感情線就會出現斷裂的現象。

提洛先生曾說過：左手是與生俱來，持有一個人的先天運；而右手是屬於後天的，靠個人的努力，以及生活的環境，多少會有些改變。所以自己也應該多多注意自身手紋的變化。

此外，佛教的手相，看起來似乎都一樣，但事實上，多多少少皆有些不同處。

而在手相流行時，寺廟為了配合當時流行的潮流，自行秘密地翻修，以迎合民衆們的心理。這點可由佛像照X光的實驗來得以證明。所以無論以前或現在，營利主義的充斥似乎是一點也沒改變的。

■由丘來發現疾病

手相中，大多數皆是以四大線來算命。所以丘的發展及顏色等的占術，是越來越受衆人重視了。所謂的丘，就是指在手指指根及手心上的隆起部位。

丘大致上可分為七丘，而可由各丘的發達狀況，來占卜未來運勢的吉凶。但在本書中，則是以丘來診斷其健康狀況，並介紹一般常見的疾病。手心飽滿有肉、富彈性、色澤呈粉紅色，是為健康的色相。但如果手心上有紅色斑點出現，或是色澤不佳的情形時，則必須多加注意了。

圖35　手心的七丘

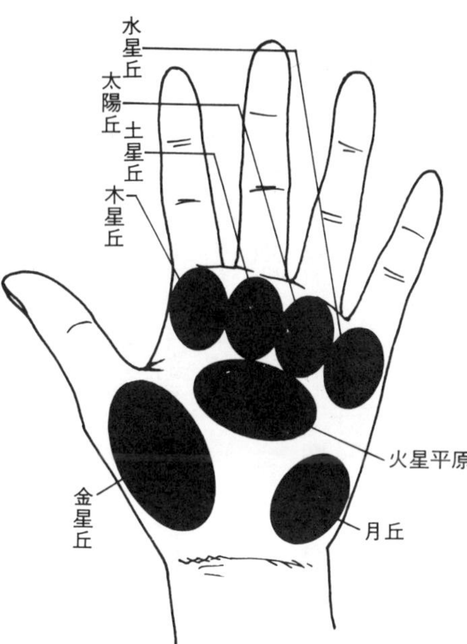

①金星丘　生殖器、呼吸器官的疾病、胃、十二指腸。

②木星丘　肺部的疾病、便秘、齒、腦溢血。

③土星丘　腳部疾病、腳氣、風濕、痲痺。

④太陽丘　眼部疾患。

⑤水星丘　性方面的煩惱。
⑥火星平原　內障、心臟病、咽喉炎。
⑦月丘　婦女病、生殖器官的疾病、神經及筋肉的病變。

■觀察親屬間的相互關係：

由東方流派的觀點來看，是以五指來占卜和親人之間的關係。由各指的顏色、形狀、長短、飽滿有肉、傾斜方向、開合大小，來看其親密度、合作性，及彼此的相助程度。但其中仍有二種不同的看法：其一是要看過去的情形，此時，就是用拇指來代表自己；而若要看現在的情形，則要以中指來代表自己了。另外，關於腳部趾頭的占法，也與此相同，以下就是簡單的介紹：

◉拇指較短的人，其祖先留下的產業會相當的好。
◉小指較短的人，與小孩子無緣。

此時，再將手指自然地開合，看其開合的形狀：

◉當有中指與無名指較靠近的情況，則表示夫或妻之間，有一方較為依賴。
◉無名指與小指較靠近時，表示小孩子的依賴心很重。

此外，五指中也各自代表著不同的含義，皆可用來占卜，一般來說，手指較長、豐飽有肉、柔順的形狀，為良好的手相。也有以各指來代表不同的年齡別，藉以占卜人生的。在其五指當中

圖36　手與脚部五指的占術

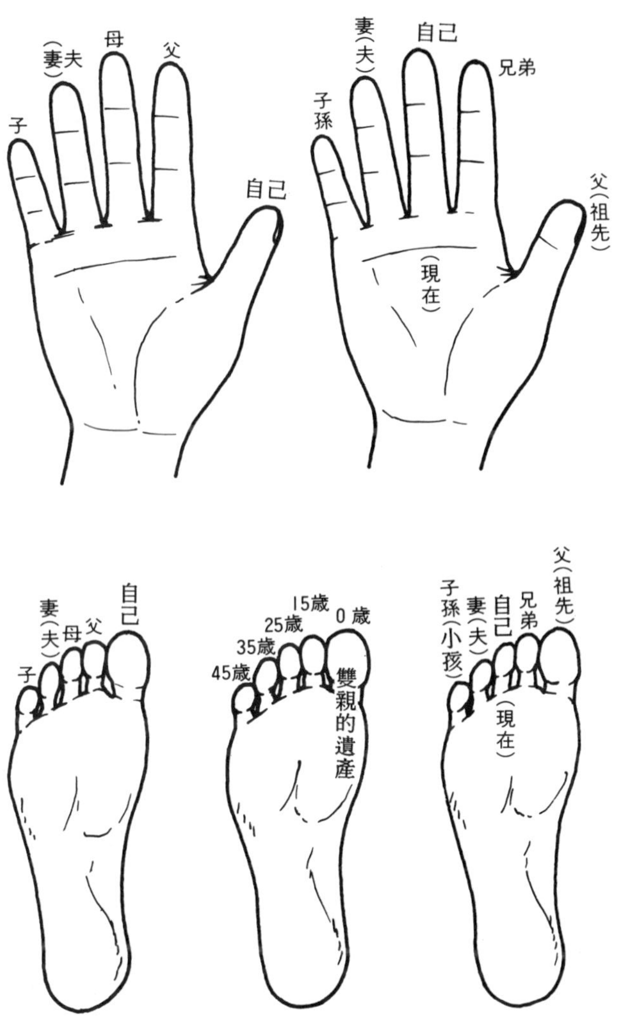

，那一個指頭長得比其他指頭好的，就代表在那個對應的年代裡，會較活躍，屬於極盛時代。

根據指甲來診斷健康

以指甲的顏色、形狀，及表面所呈現的彎曲度，可以看出現在及過去的健康狀態。在大病之後，及身體不適的時期，指甲的表面會出現段差的情形。並且由指甲可以反映出身體的狀況。此外，在東方的醫學上證明：以指甲的情況，可斷定肝臟的健康與否，而腎臟的虿瘟，也可以表現到指甲上。

指甲是皮膚角層上堅硬的部分，並不是骨頭。依據男女老幼，以及其腎經的強弱，而會有不同的指甲。以東方人中的成年人來說：其手指一天平均約生長〇•一釐米，而中年人約有6個月左右的生長時期。以東方人與西方人的指甲來相比，一般來說，西方人的指甲面幅較東方人寬，其指肉也較肥厚，且帶有圓形的樣子。

指甲上的半月形白色部分，可代表此人其血液循環的狀況。指甲權威——北里大學的西山茂夫大師，雖然曾經指出其半月形的有無，並與健康無太大的實質關係。但是一般人仍是認為，有半月形部分是比較好的現象。理想的形態是半月形佔了全指甲的五分之一或四分之一，如此的

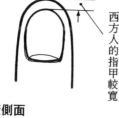

比例，相信是最理想的。而指甲堅固的類型，表示此人腸部的運作較佳，其半月形的形狀也會大一些。此外，患有高血壓的人，其半月形也會較大。

當半月形呈現均勻的弧度，沒有縱線或橫線的產生，色澤粉紅、厚度適當、形狀良好的，為理想的指甲。現在，就以指甲的顏色來診斷疾病。

◉指甲泛白　表示血液循環不佳。整個指甲會變白，且呈混濁，應該自我懷疑是否有肝臟硬化的疾病。

◉變薄、變黃的指甲　應注意其消化器官的病變。

◉指甲變黑　為患有糖尿病、癌症的徵兆。

◉指甲呈現紅色的人　容易患有心臟病。因為患有心臟病者，其指甲則會呈現深紫色的光澤。

圖37　指甲的名稱

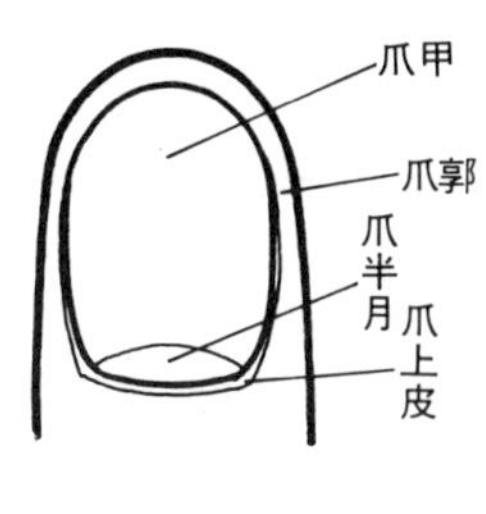

圖38　東方人與西方人其指尖的比較

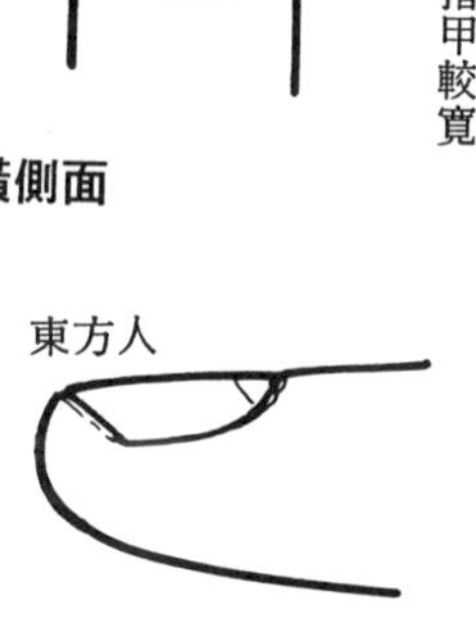

橫側面

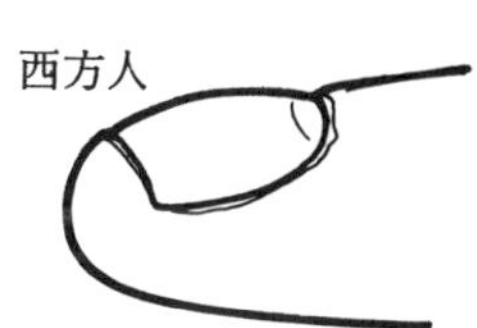

指甲有各種不同的形態，過度彎曲及平坦，都必須要多加注意，此外，也必須注意指甲表面的狀況。

①指甲極度彎曲，或是陷入很深的話，就容易患有惡性腫瘍之類的疾病。

②平坦、扁平的指甲，應懷疑是否有神經痛，或是風濕症，此外，也可能是為胃腸方面的消化不良。

③往外蹺的指甲，多為動脈硬化，或是酒精中毒者。

④長如湯匙般弧度的指甲，表示其血液循環不良，或必須注意結核病的病變。

⑤與身體大小不成比例，過大的指甲，表示其先天上其肺部等呼吸器官較弱，此外，患栓塞的情況也相當大。

圖39　以指甲來看過去

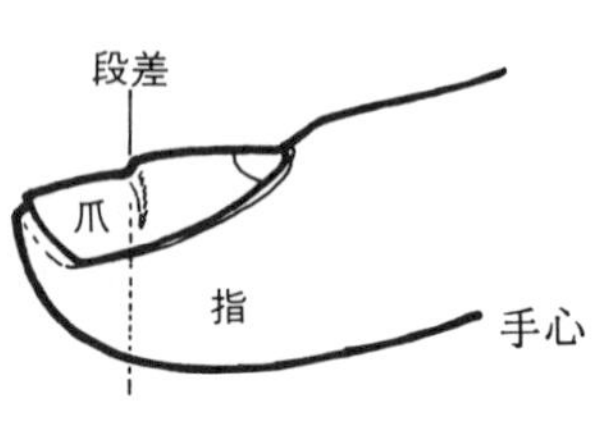

表示有變化的情況

⑥彎向一邊的指甲，容易出現肺部，及支氣管等呼吸器官方面的疾病。

⑦指甲的兩端陷入較深時，表示為神經質、敏感症、歇斯底里，及失眠的情況較多。

⑧當指甲幅面過於寬大時，在男性為無精子；女性則為不孕症的情況很多。

⑨當指甲的幅面過於狹窄時，表示其背骨較弱。

圖40　以指甲來檢查身體的健康(1)

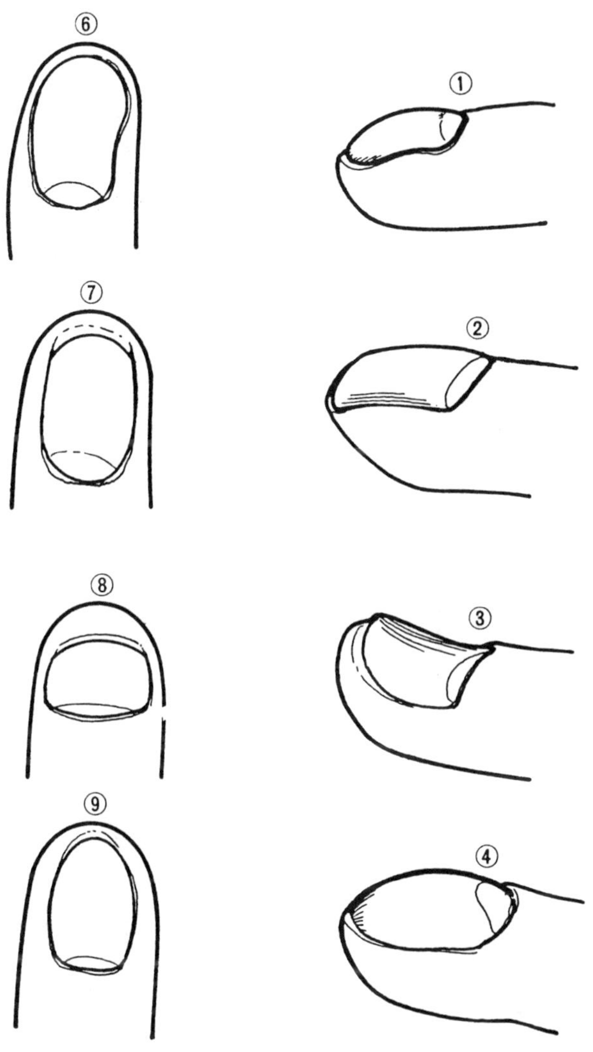

圖41　以指甲來檢查身體的健康(2)

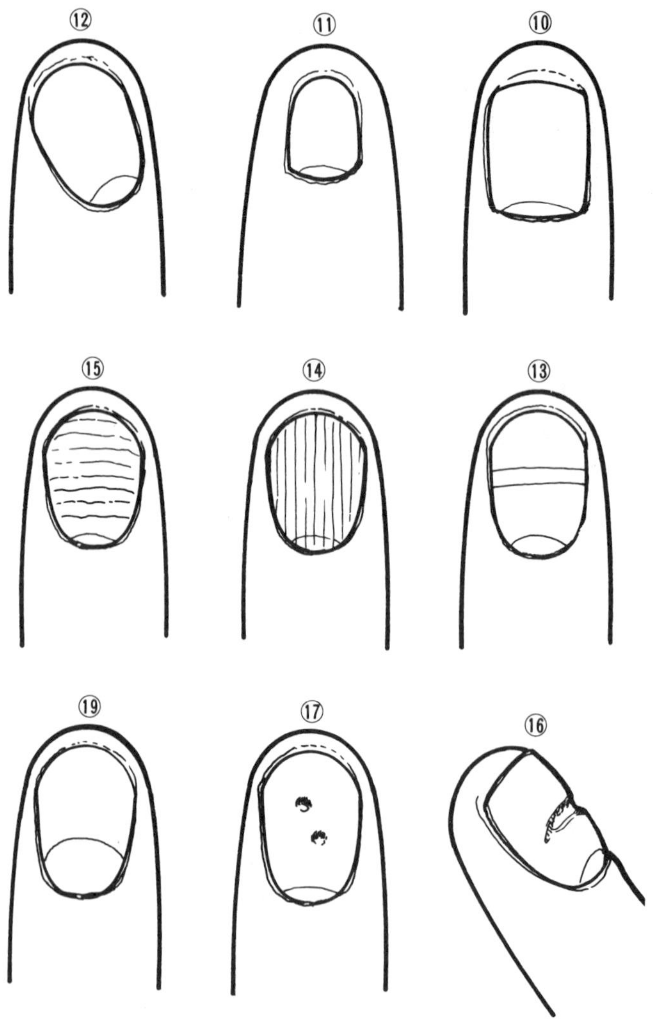

⑩過於方正的指甲，必須注意十二指腸的潰瘍。
⑪指甲過小，易患有貧血。
⑫指尖方向彎曲不正，表示其腎經較弱。
⑬指甲上有呈現白色的橫帶時，表示有腎臟方面的疾病。
⑭指甲上有縱線時，表示操勞過度、神經衰弱，或是其生活不規則，腎臟較弱。不然便是呼吸器官，特別是支氣管會較弱。人過了中年之後，多少會出現一些縱線，包括作者本身也有。
⑮指甲上出現橫線，表示痔瘡或脫腸。
⑯指甲的表面上有明顯的凹穴時，表示此時期有重大疾病。
⑰指甲上有白色的小凹穴，表示患有圓形脫毛症者很多。
⑱指甲上有白色的點，表示其內分泌有異常，但是不必太過於操心。
⑲半月形過大時，表示有高血壓，或是其心臟的負荷太大。

以手部運動來維持每日的健康

「印」乃是為中國修道而興起的名詞，此乃是為了頭腦的開發，也就是為了精神方面的修行而創造的。

其動作就是口中邊唱誦著：「臨、兵、鬥、者、皆、陣、列、在、前」的九個文字。並配合上兩手手指的各種組合動作。

這種九字印，對於防止腦部老化而言，是相當有效的運動。若再加以手部強烈的刺激，更可促進腦部靈活的運作，增加身體的機能。打九字印結，更可保持腦部的年輕，每日過著健康快樂的日子。

●九字印的結法

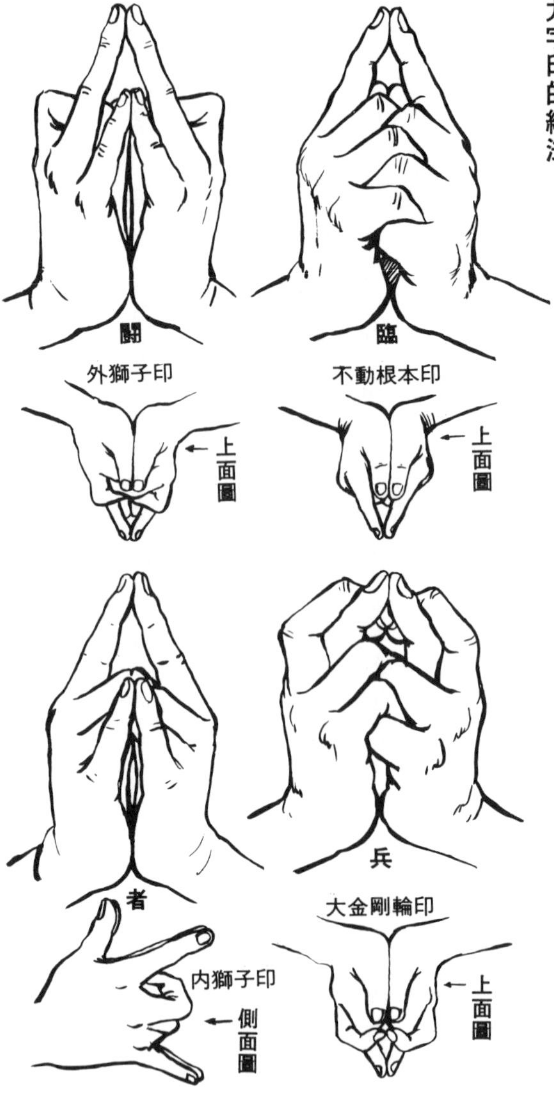

臨

不動根本印

上面圖

鬪

外獅子印

上面圖

兵

大金剛輪印

上面圖

者

內獅子印

側面圖

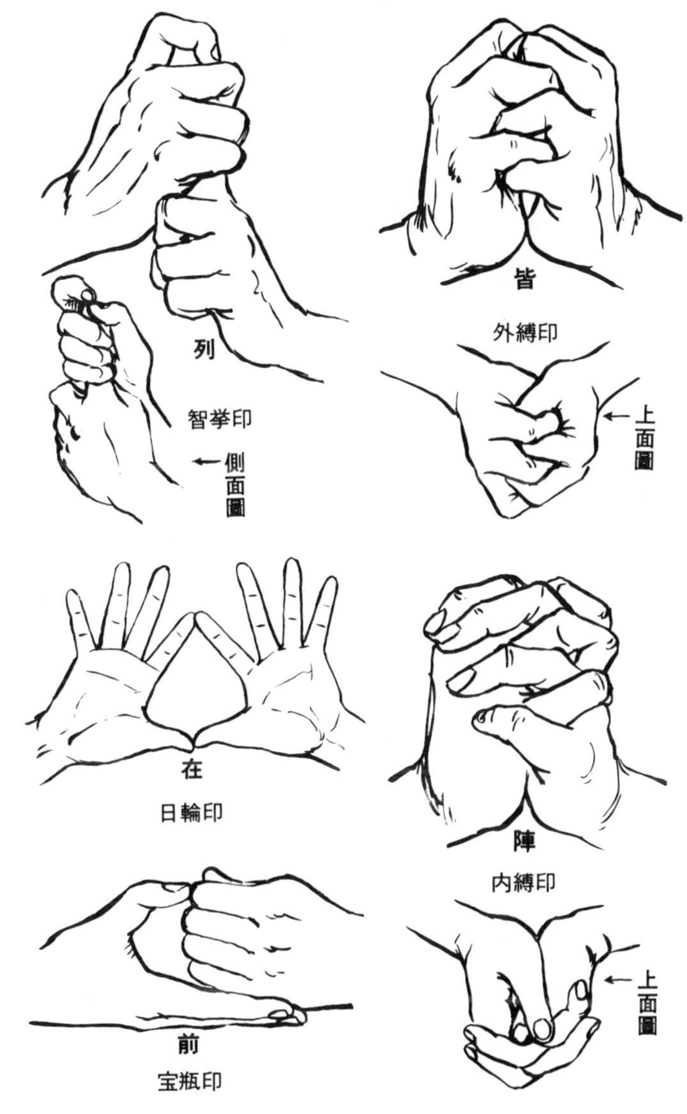
列
智拳印
←側面圖
皆
外縛印
←上面圖
在
日輪印
陣
内縛印
前
宝瓶印
←上面圖

後序

現代可以說有一億以上的人口，稱得上是半個病人。因為現代人有肩膀酸痛、頭痛、腰痛、胃腸不順，及失眠等等，甚至還有的人不接受醫師的勸告，因而產生身體不適的例子，這是越來越多了。所以不僅是成人病，甚至是癡呆症、死亡等老人的問題，也就愈來愈嚴重。

為了迎接即將到來的超高齡化社會，在每個人的理念中，必須要有「自己的身體能儘量照顧，就自己照顧」的存在。然而，現代卻沒有人切身地感受到此時代到來的理念。當症狀輕微，或當此人尚年輕力壯時，暫且先不列入討論，要知道：當人類的身體一旦因疾病，或事故而造成傷害時，想要再恢復像以前一樣的情況，則是不大容易的事了。就以作者本身的例子來說：本人生來就體弱多病，再加上年輕時不懂得好好愛護身體，以致現在再怎麼地努力，也無法使身體變得健康無恙了。為了這點，實在相當令人感到苦惱。

如果現在發現疾病，倒也還不算太晚。例如，在生病時，只要能給予克服病因的力量，自然就可以早日的恢復了。本書所提的手掌反射帶治療法，就是利用人類與生俱來的自然治療力，來對抗疾病，增加身體抵抗力的健康法。

作者對於手部及腳部的健康相當地有興趣。在近30年以來，瑜珈術在美國非常盛行。作者過去曾患有腎臟病、肝臟病、呼吸器官的疾病，以及為大衆公認難以治癒的米尼爾氏綜合症等十多項的疾病。當自己由醫師處診斷得知，己身染這些慢性化而造成的疾病，現代的醫學竟無法完全地予以根治，而造成群醫束手無策的狀態。

當西方的醫學無法治癒，或許可以考慮東方醫學的方法，來加以治療。因為作者自年輕時代便對手掌的健康法相當地感興趣，所以就決心學習正統的瑜珈術，因而拜當時世界上著名的沖正弘大師為師，入其門下。自此以來，除了瑜珈術的修行之外，並自己從事調查研究，其中包括了古代中國漢藥處方及健康法、世界各國的民間醫療法、民間承襲的治療術，和反射帶治療法等等。此外，自己也曾實際的嘗試，搜尋一些文獻資料以供參考，雖不足為道是眞正的健康法，但這些皆為作者長久研究的結果。現在，經由這些方法的力行，作者奇蹟似地克服了許多的疾病，每日過著健康、有活力的生活。

由於手掌反射帶治療法，不需要依賴藥物，或是使用器具，無論在何時、何地，甚至單獨一個人，也可操作施行，這就是它的特徵。因此，這對於忙碌的現代人而言，可稱得上是一種真正的健康法。

此治療法的根源地是發源自印度，再經由中國，而輾轉傳至各地。在今日，甚至連美國都非常地重視瑜珈術，並且廣為社會大衆所信服、歡迎。

作者曾經探討過古今中外的研究，並將自己的見解提出，而將此治療法加以編整，終於完成一套治療的體系。以瑜珈術及中國固有的方法，整理成為本體系中基本的理念。現在由各方面的來信，及電話中得知，其反應相當地良好。作者在內心感激之餘，會更加地努力精心研究、統整，以供後世子孫作為參考的依據。

如果當您採用本書的方法，而施行後有效果的話，請惠予來信告知。相信以本書來做為指引，對於緩和、減輕您的痛苦，必然是非常有效的。

最後，祈求神明保佑各位身體健康！

◆手與脚的健康教室◆

產經學園銀座教室

〒104 東京都中央區銀座 5—2—1 銀座東芝大樓３樓

☎03—571—6662

產經學園關內教室

〒231 橫浜市中區眞砂町 3—33 橫浜中心大樓９樓

☎045—681—0573

普及中心（施行個別指導研究）

〒233 橫浜市南港區日限山 1—66 鑽石大樓 204 號

（地下鐵下永谷下車４分） 五十嵐康彥

著者連絡處

〒233 橫浜市港南區笹下 2—15—5

五十嵐康彥

☎045—842—8218

右手

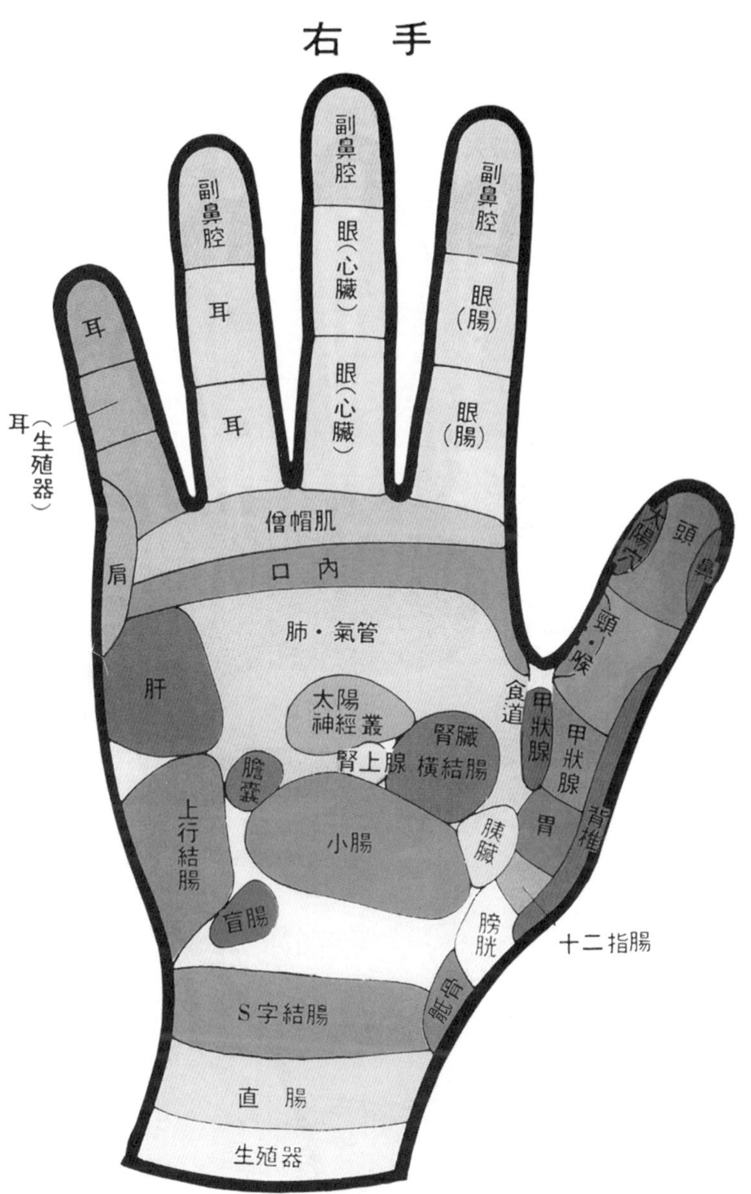

副鼻腔
副鼻腔
副鼻腔
耳
眼（心臟）
眼（腸）
耳
耳
眼（心臟）
眼（腸）
耳（生殖器）
僧帽肌
肩
口內
太陽穴
頭
鼻
頸・喉
肺・氣管
肝
食道
甲狀腺
甲狀腺
太陽神經叢
腎臟
橫結腸
腎上腺
膽囊
上行結腸
小腸
胰臟
胃
背椎
膀胱
十二指腸
盲腸
S字結腸
骶骨
直腸
生殖器

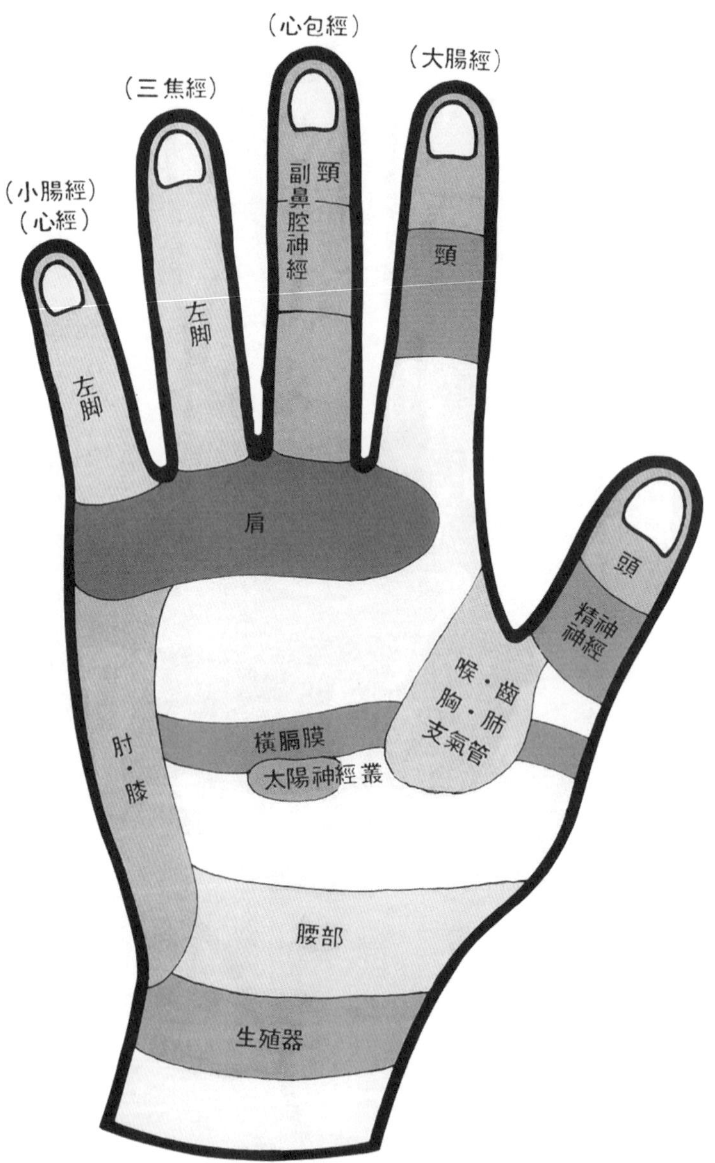
(心包經)
(大腸經)
(三焦經)
(小腸經)
(心經)
頭
副鼻腔神經
頭
左脚
左脚
肩
頭
精神神經
喉・齒
胸・肺
支氣管
橫膈膜
太陽神經叢
肘・膝
腰部
生殖器

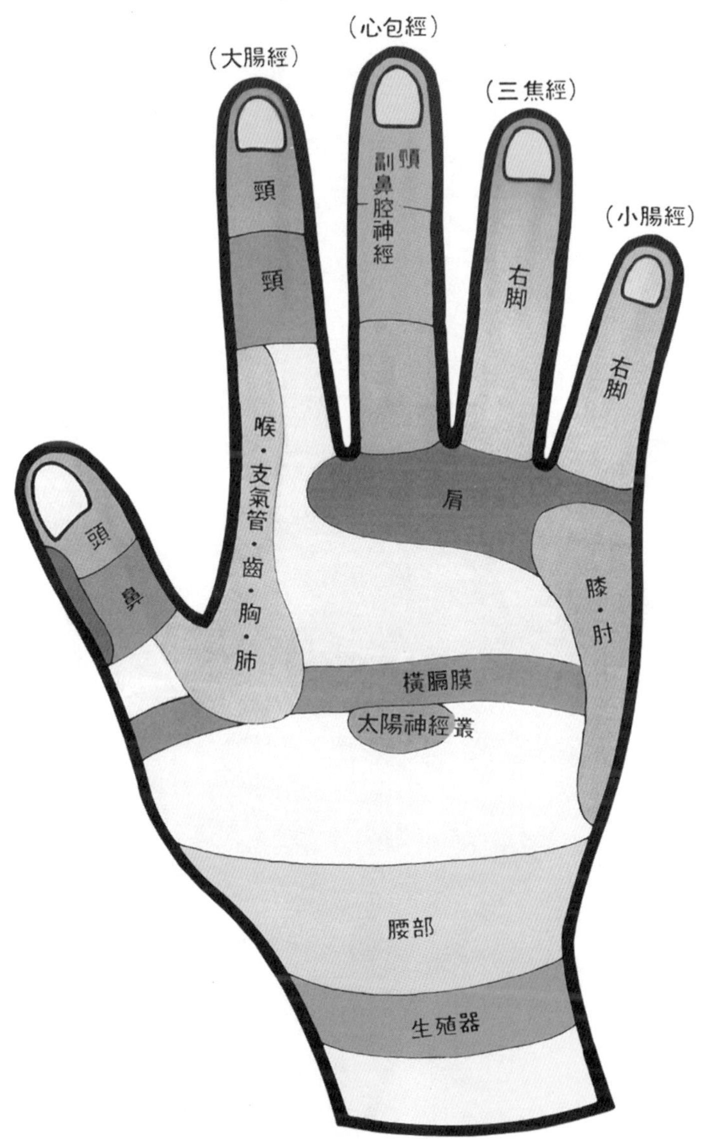
手指反射區
（心包經）
（大腸經）
（三焦經）
（小腸經）
頸
頸
頸
副鼻腔神經
右脚
右脚
喉・支氣管・齒・胸・肺
肩
頭
鼻
膝・肘
橫膈膜
太陽神經叢
腰部
生殖器

左　手

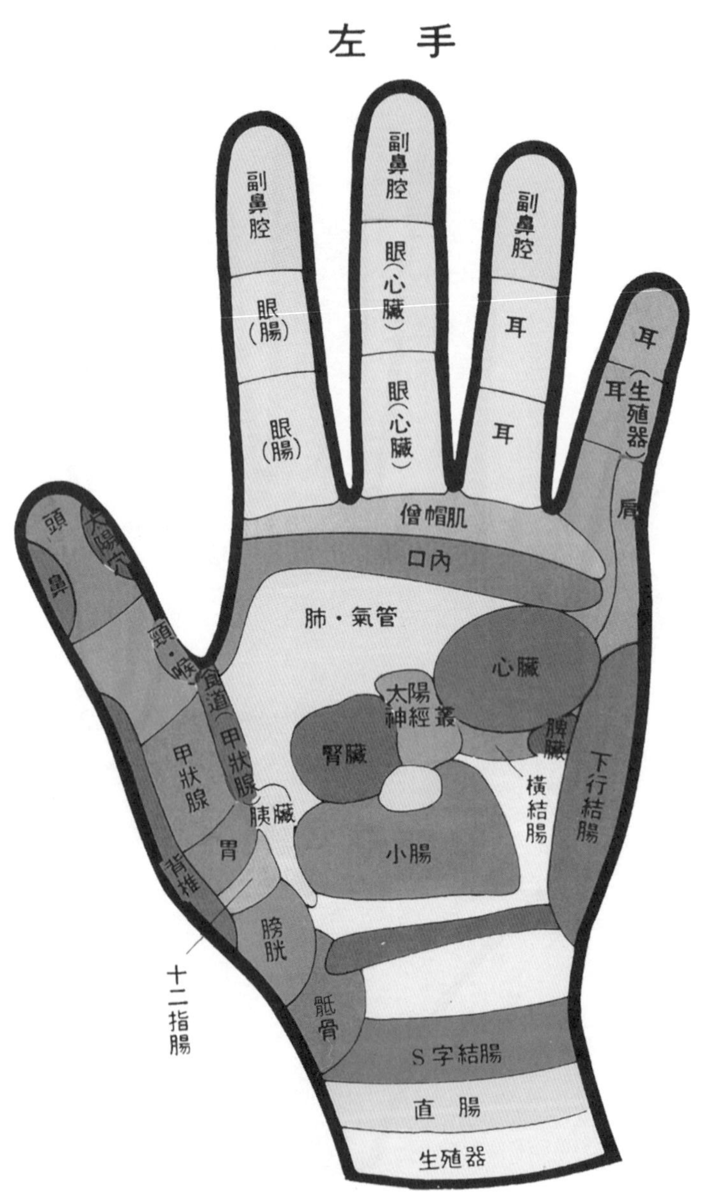

副鼻腔
眼(腸)
眼(腸)
副鼻腔
眼(心臟)
眼(心臟)
副鼻腔
耳
耳
耳
耳(生殖器)
頭
太陽穴
鼻
頸・喉
食道(甲狀腺)
甲狀腺
胃
背椎
十二指腸
膀胱
骶骨
僧帽肌
口內
肩
肺・氣管
心臟
太陽神經叢
腎臟
脾臟
胰臟
橫結腸
下行結腸
小腸
S字結腸
直　腸
生殖器

養生保健 古今養生保健法 强身健體增加身體免疫力

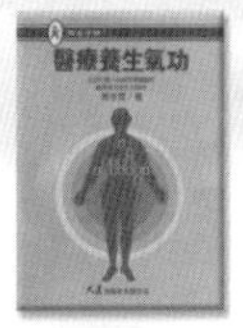
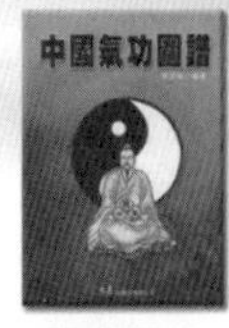
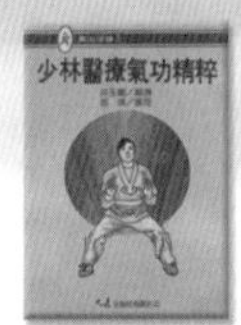
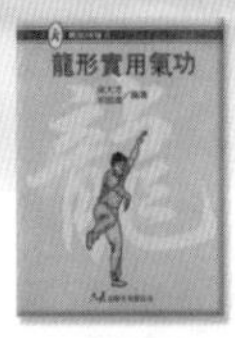
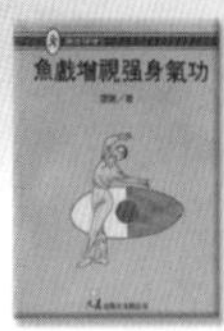
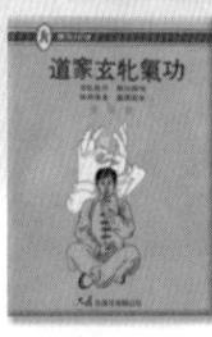
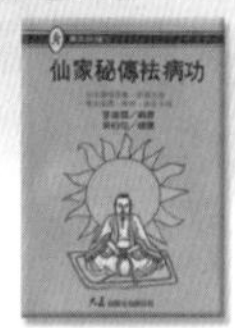
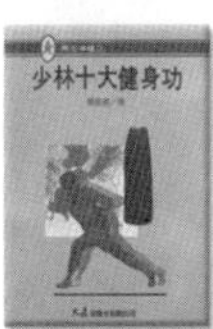
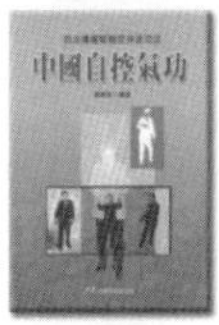
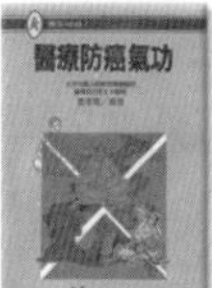
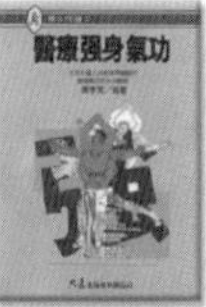
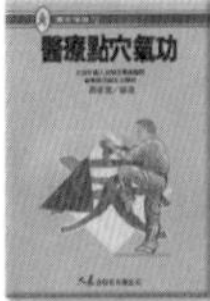
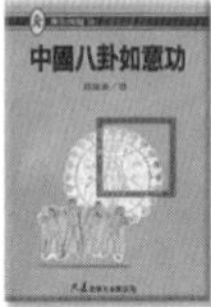
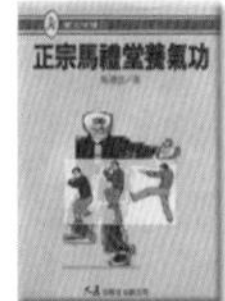
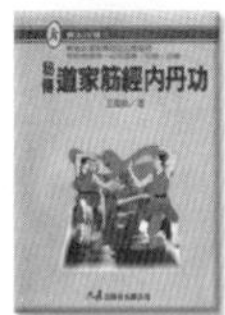
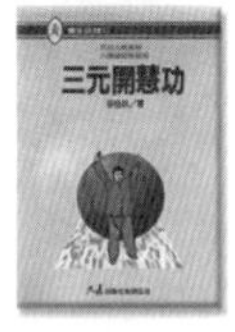
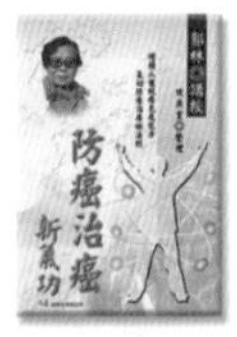
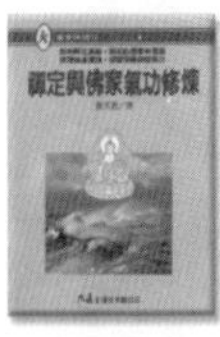
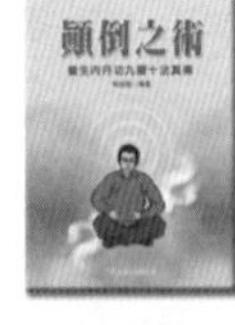
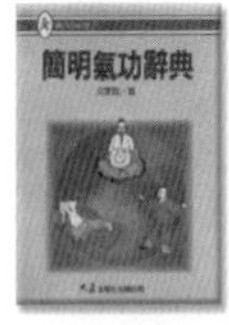
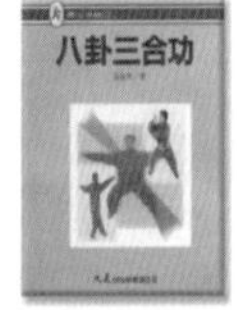
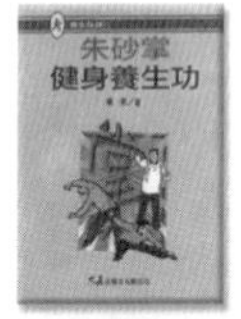
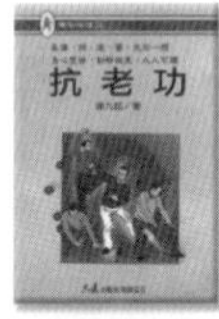
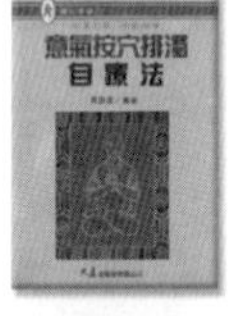
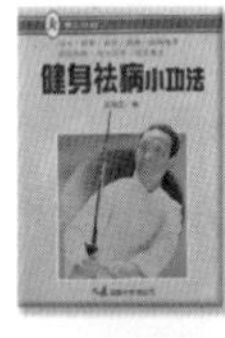
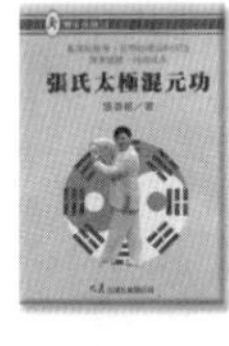
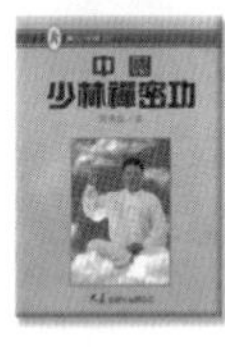
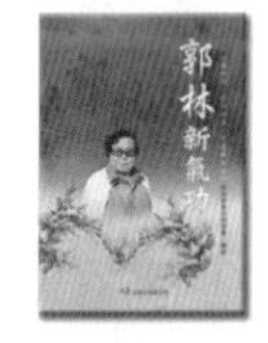
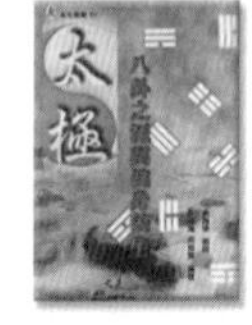
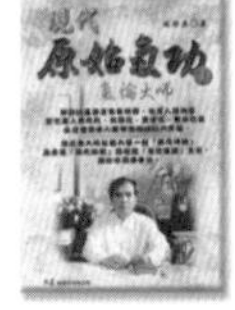
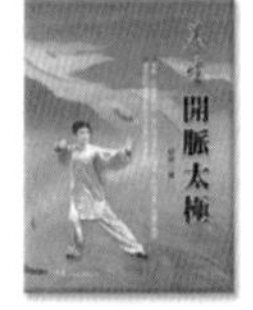
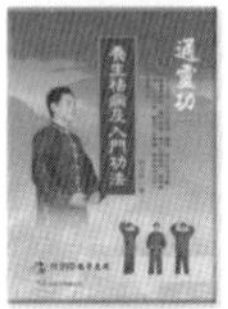
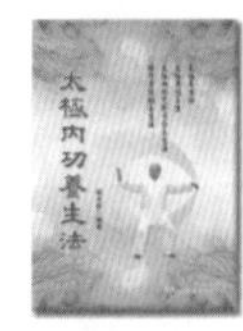
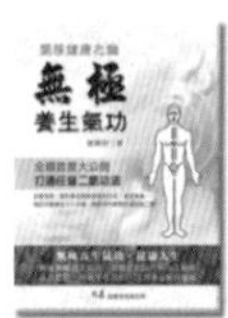
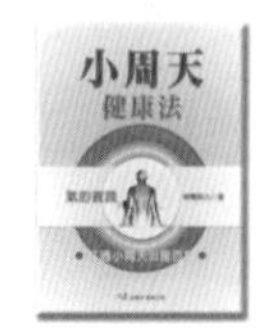
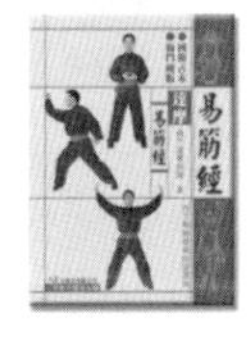
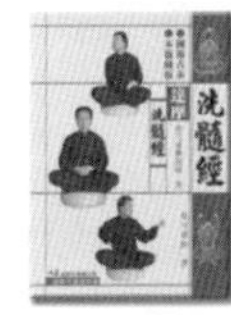
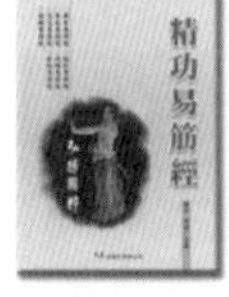
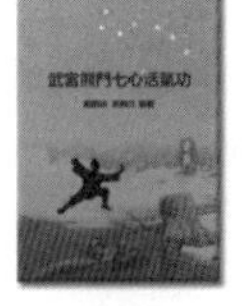
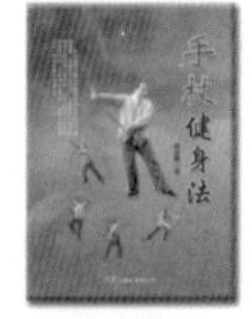
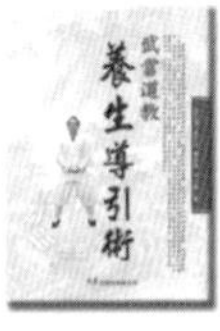
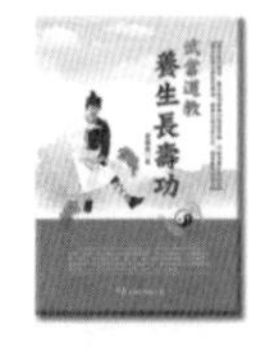
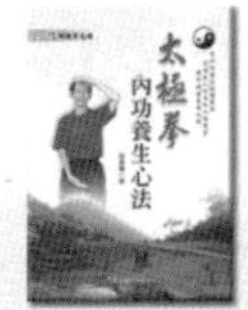
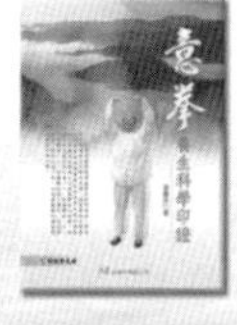
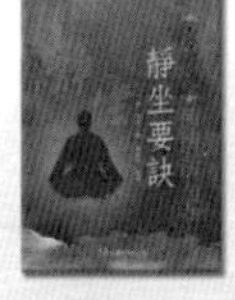
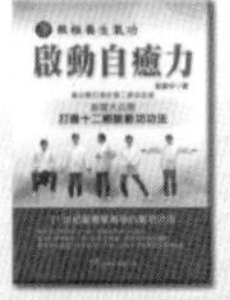
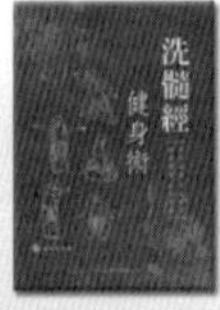
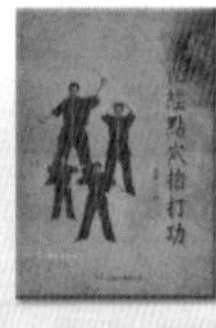
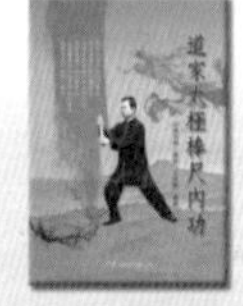

健康加油站

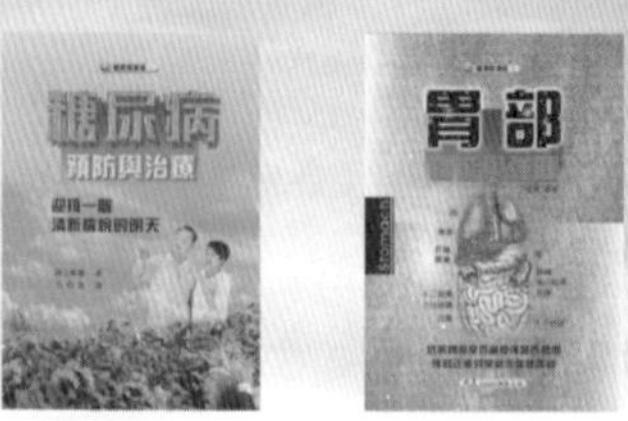
糖尿病
預防與治療
胃部

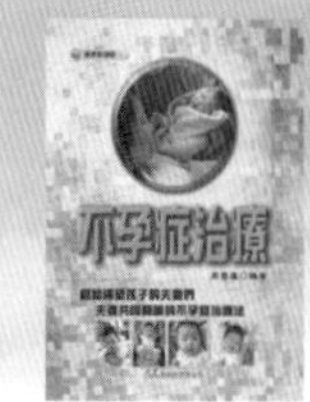
不孕症治療

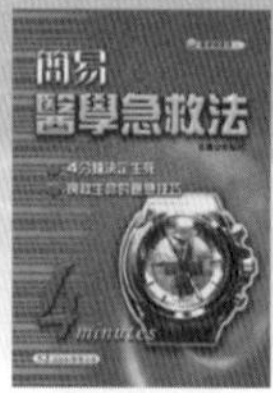
簡易
醫學急救法

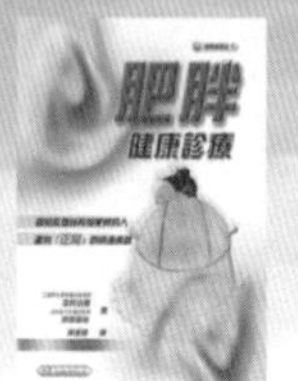
肥胖
健康診療

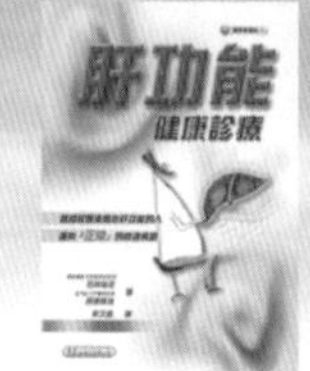
肝功能
健康診療

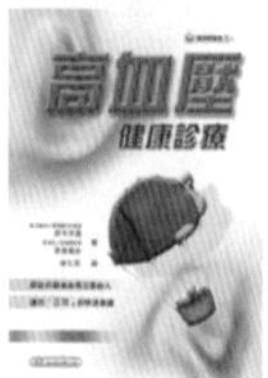
高血壓
健康診療

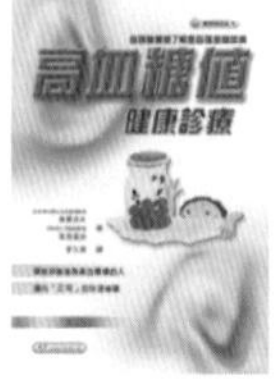
高血糖值
健康診療

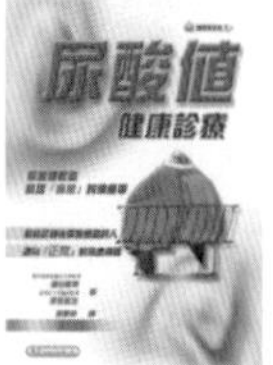
尿酸值
健康診療

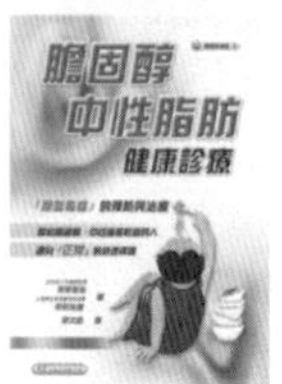
膽固醇
中性脂肪
健康診療

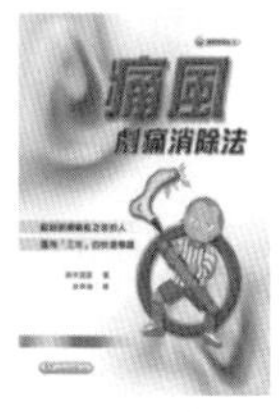
痛風
劇痛消除法

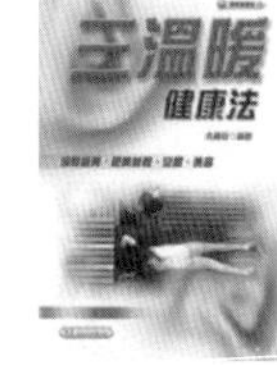
三溫暖
健康法

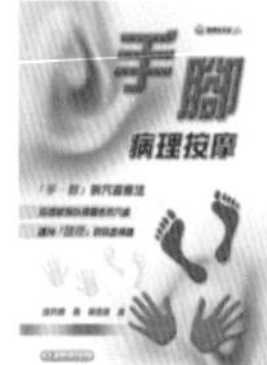
手腳
病理按摩

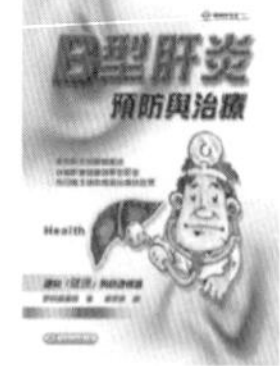
B型肝炎
預防與治療

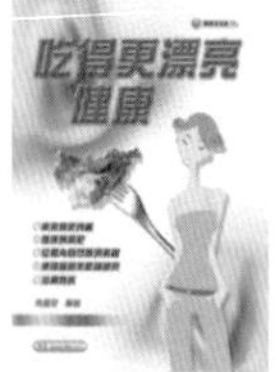
吃得更漂亮
健康

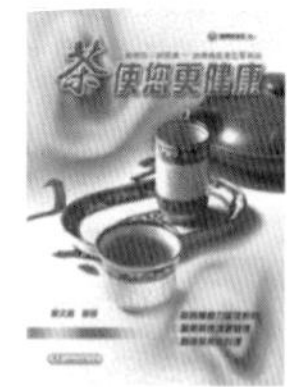
茶使您更健康

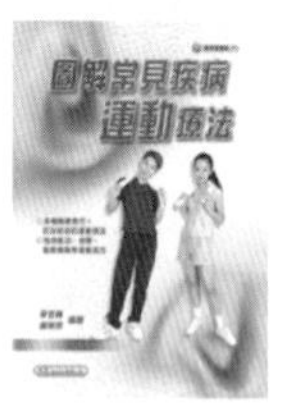
圖解常見疾病
運動療法

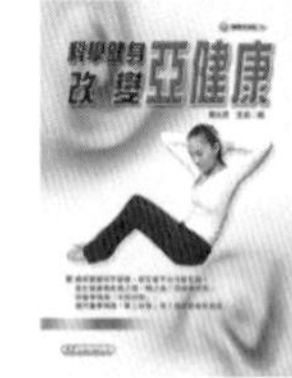
科學健身
改變亞健康

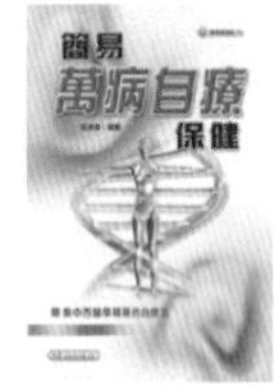
簡易
萬病自療
保健

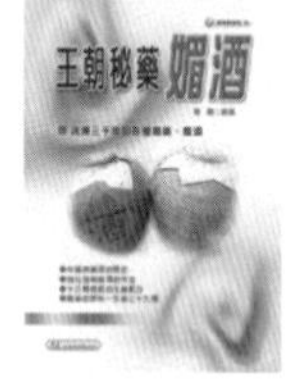
王朝秘藥 媚酒

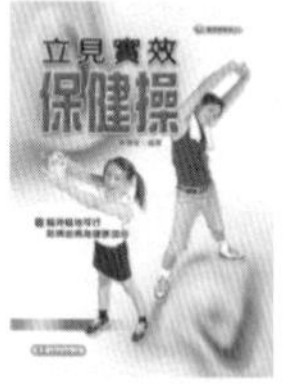
立見實效
保健操

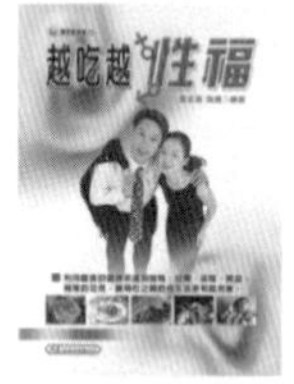
越吃越性福

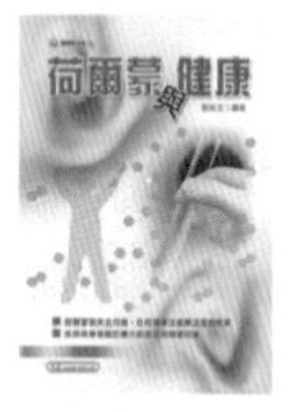
荷爾蒙與健康

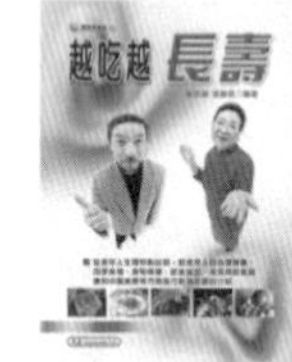
越吃越 長壽

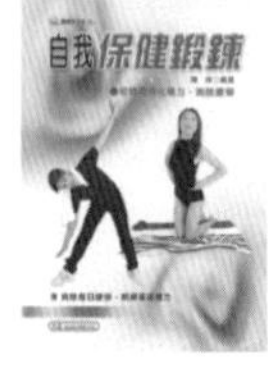
自我保健鍛鍊

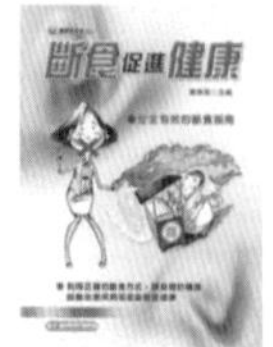
斷食促進健康

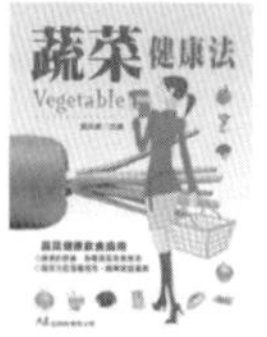
蔬菜健康法
Vegetable

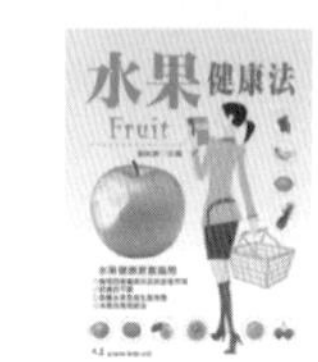
水果健康法
Fruit

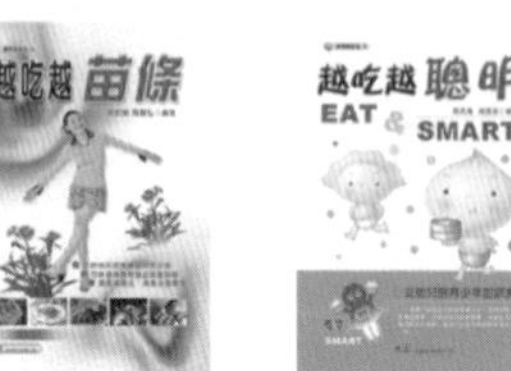
越吃越 苗條
越吃越聰明
EAT & SMART

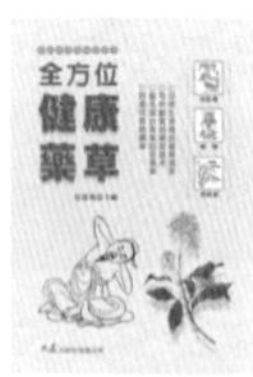
全方位
健康
藥草

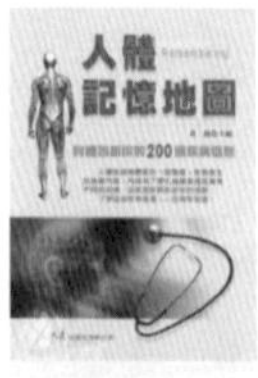
人體
記憶地圖

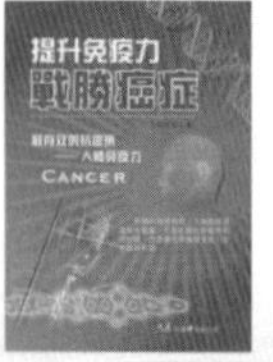
提升免疫力
戰勝癌症
CANCER

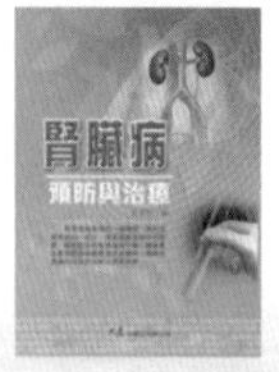
腎臟病
預防與治療

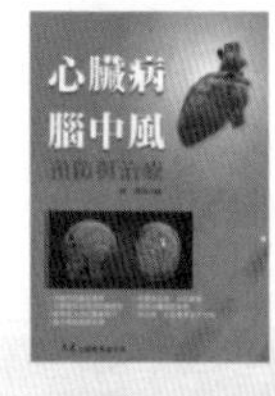
心臟病
腦中風
預防與治療

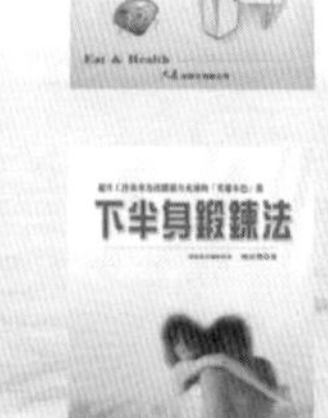
怎樣配吃
最健康
Eat & Health
前列腺（攝護腺）
健康診療

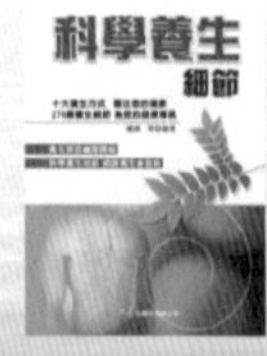
科學養生
細節

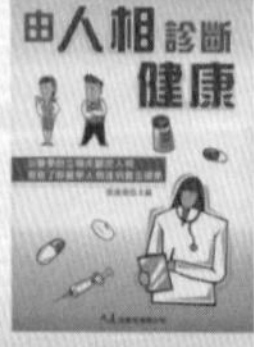
由人相診斷
健康

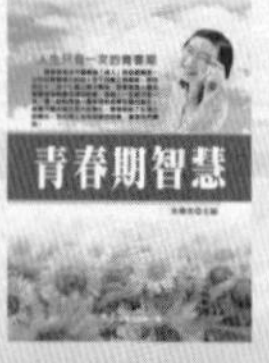
青春期智慧

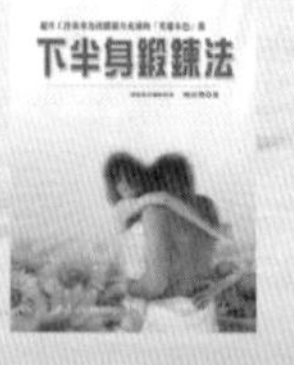
下半身鍛鍊法

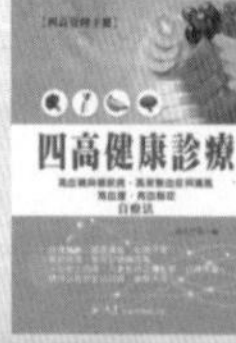
四高健康診療

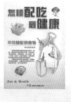

常見病藥膳調養叢書

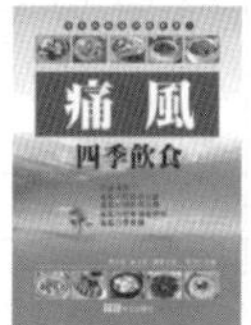

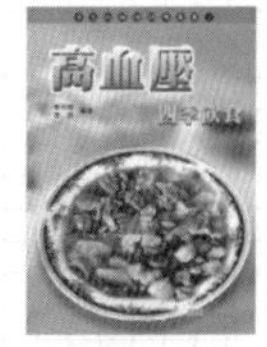

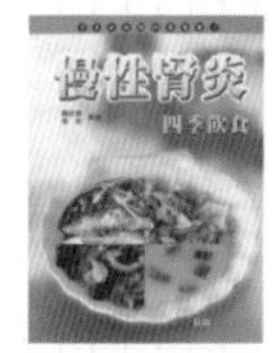

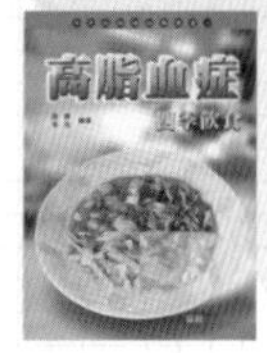

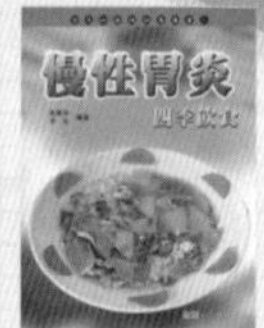

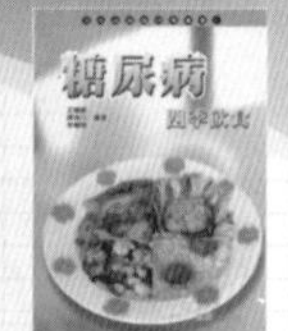

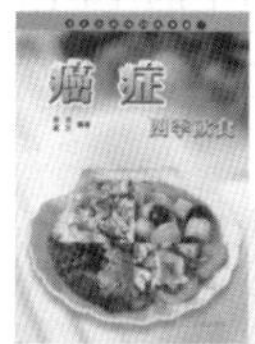

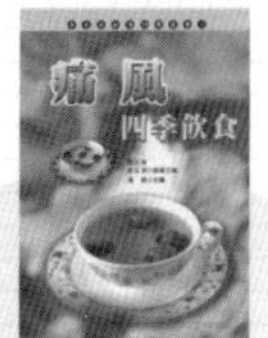

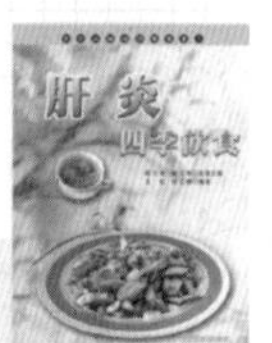

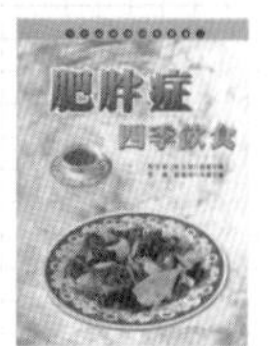

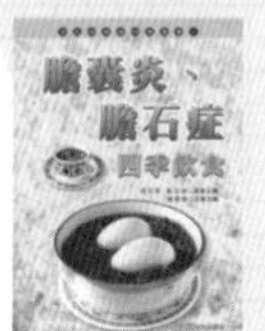

傳統民俗療法

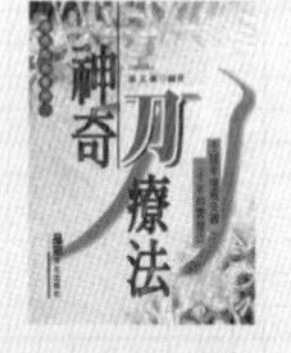

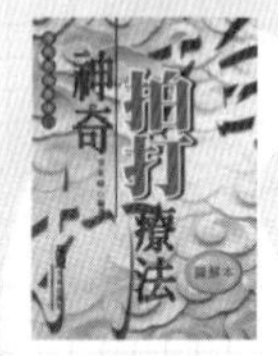

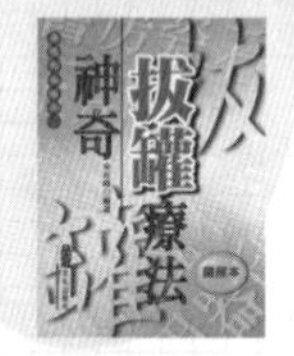

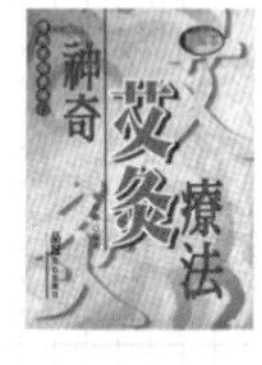

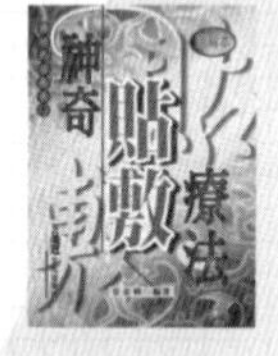

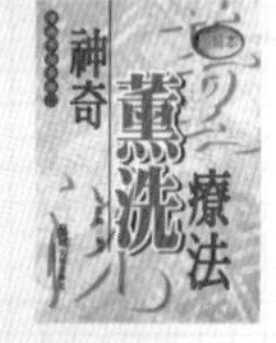

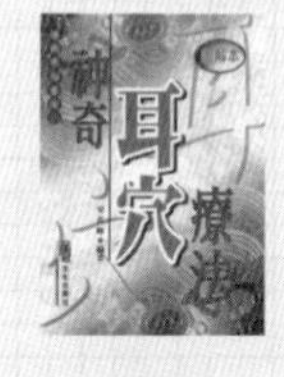

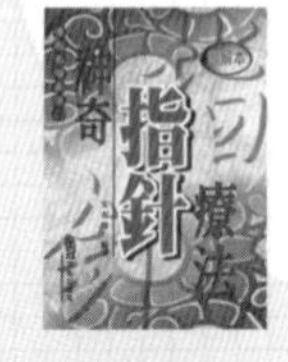

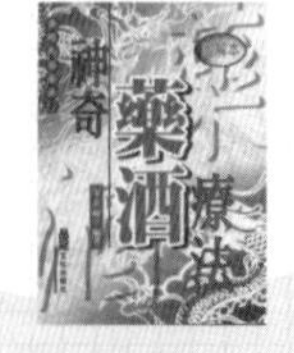

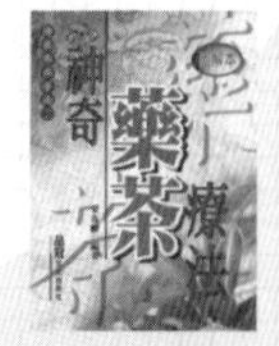

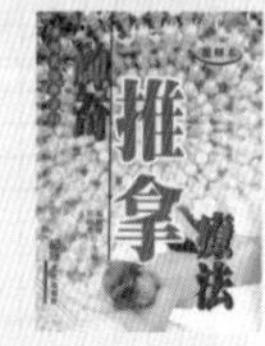

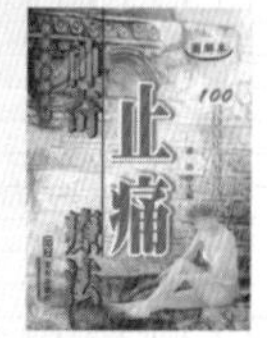

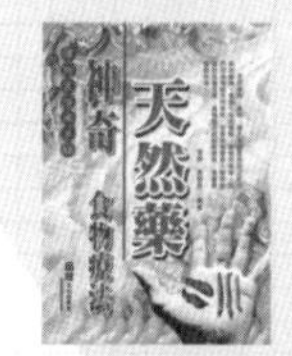

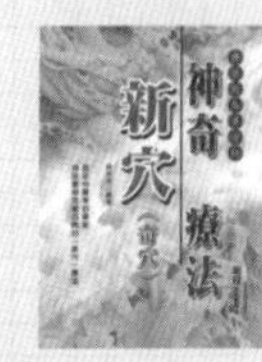

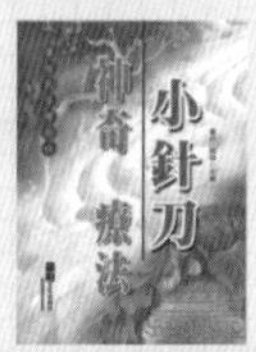

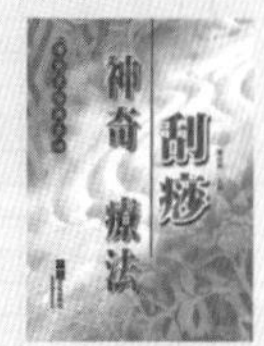

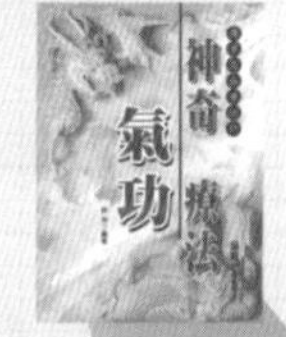

休閒保健叢書

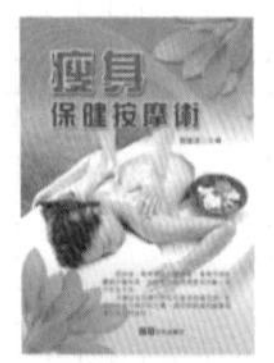
瘦身
保健按摩術

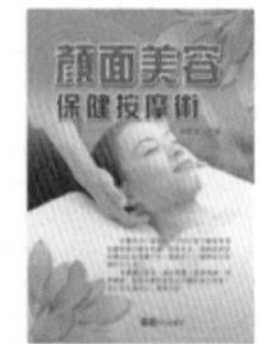
顏面美容
保健按摩術

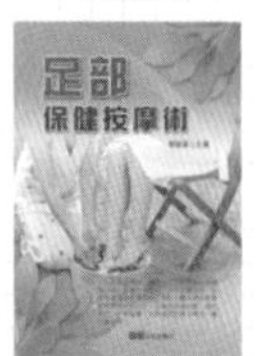
足部
保健按摩術

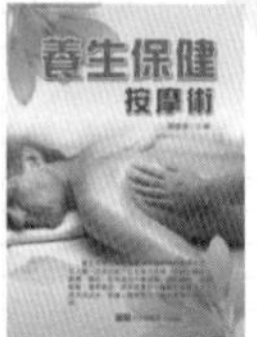
養生保健
按摩術

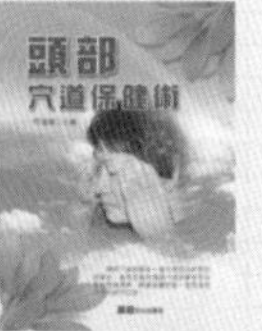
頭部
穴道保健術

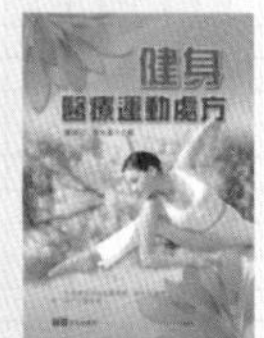
健身
醫療運動處方

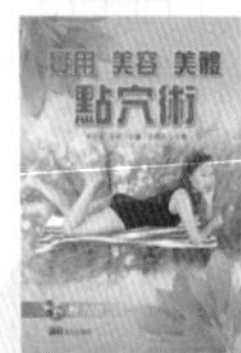
美容 美體
點穴術

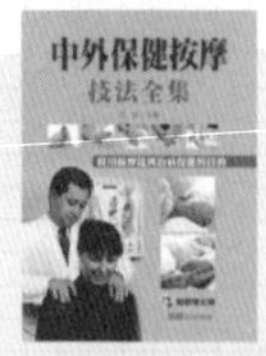
中外保健按摩
技法全集

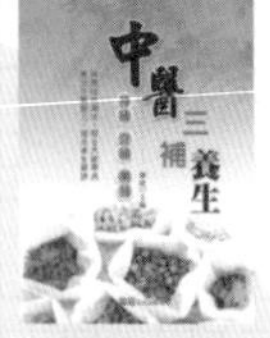
中醫三補養生

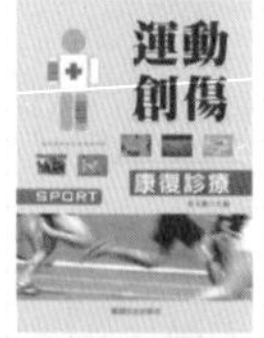
運動
創傷
SPORT
康復診療

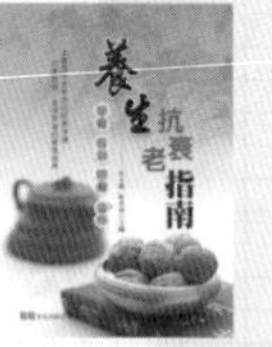
養生抗衰老指南

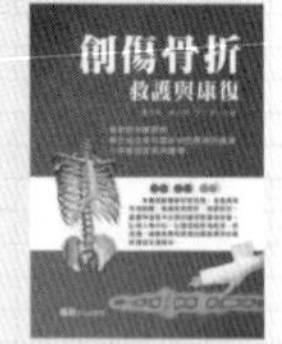
創傷骨折
救護與康復

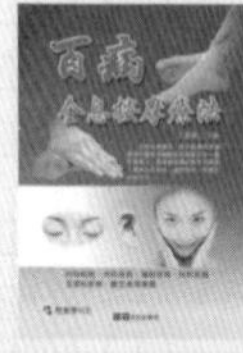
百病

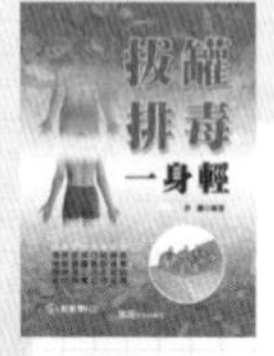
拔罐
排毒
一身輕

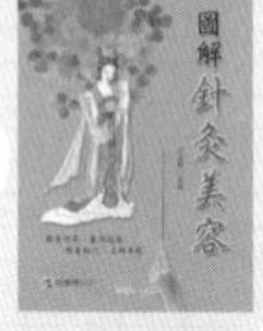
圖解
針灸美容

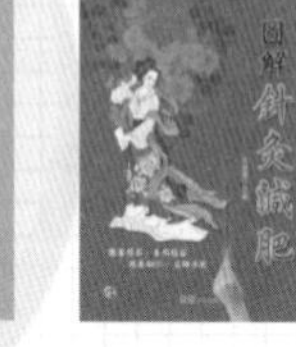
圖解
針灸減肥

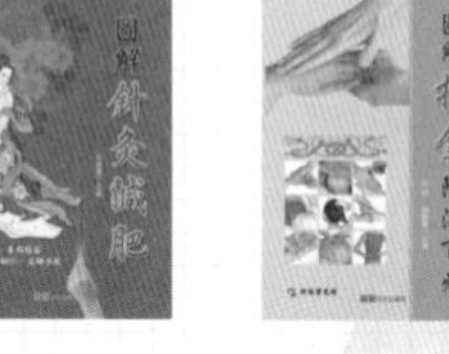
圖解
推拿
防治百病

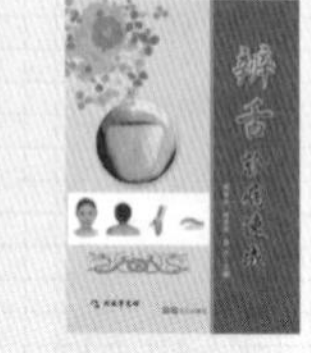

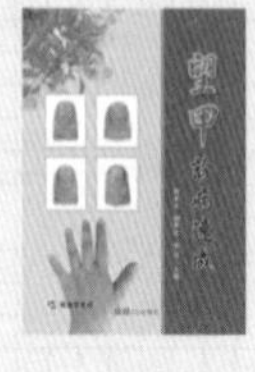

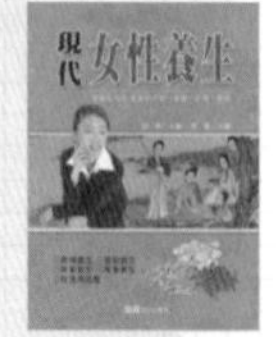
現代女性養生

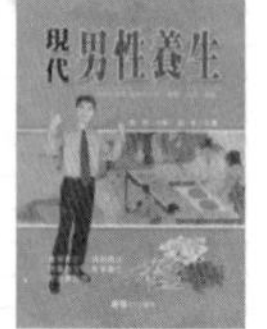
現代男性養生

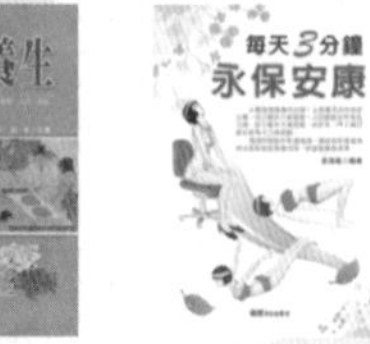
每天3分鐘
永保安康

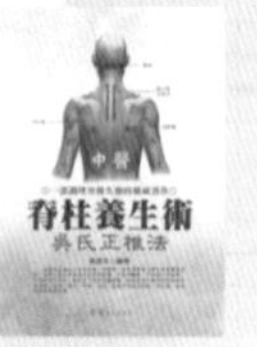
脊柱養生術

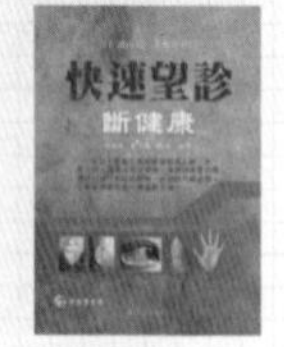
快速望診
斷健康

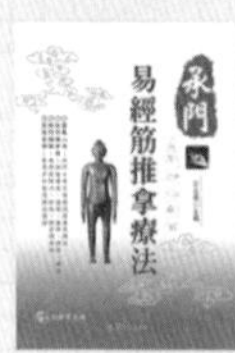
承門
易經筋推拿療法

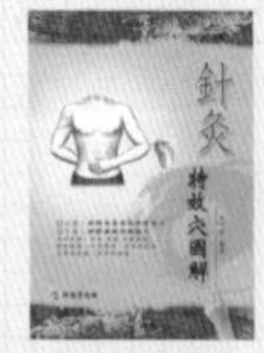
針灸
特效穴圖解

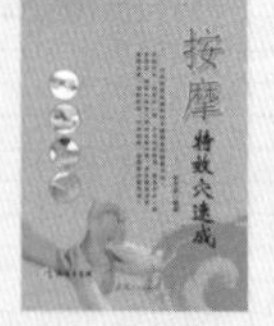
按摩
特效穴速成

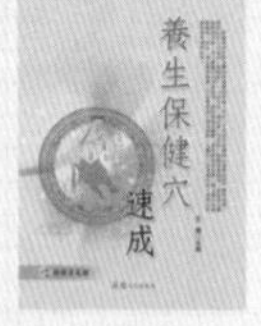
養生保健穴
速成

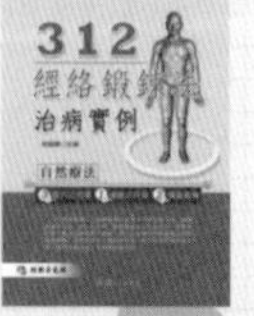
312
經絡鍛鍊
治病實例
自然療法

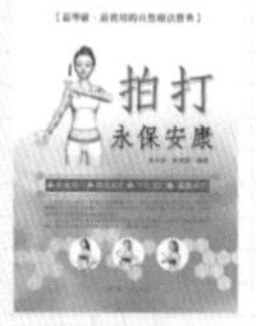
拍打
永保安康

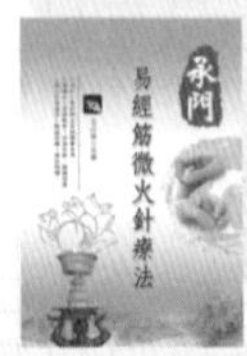
承門
易經筋微火針療法

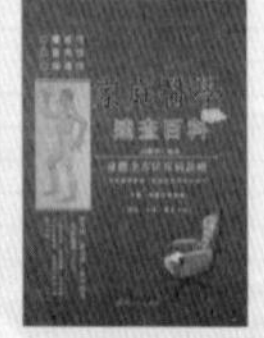

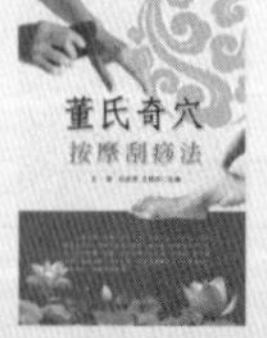
董氏奇穴
按摩刮痧法

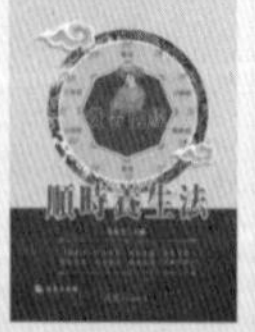
順時養生法

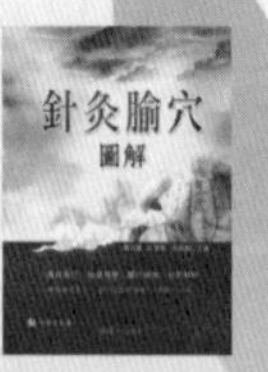
針灸腧穴
圖解

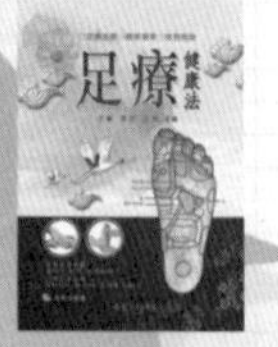
足療
健康法

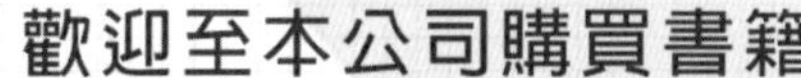

公車站
東華街二段
東華街一段
往北投、淡水
1 ▶2 捷運石牌站2號出口
往明德站(台北方向)
西安街二段
西安街一段
公車站
資源回收
榮光公園
水果店
西安街一段293巷
吉品食坊
往榮總、天母
石牌國中
石牌路一段166巷
瑞興銀行
石牌路一段
自強街
致遠公園
公車站
大展品冠
致遠一路二段12巷
公車站
石牌國小
7-11
全家便利商店
致遠二路
致遠一路二段
致遠一路一段
陽信銀行
頂好超商
7-11
郵局
華南銀行
公車站
公車站
石牌路一段
自強街
石牌公車站
石牌派出所
往北投、淡水
承德路七段
文林北路
石牌公車站
承德路六段

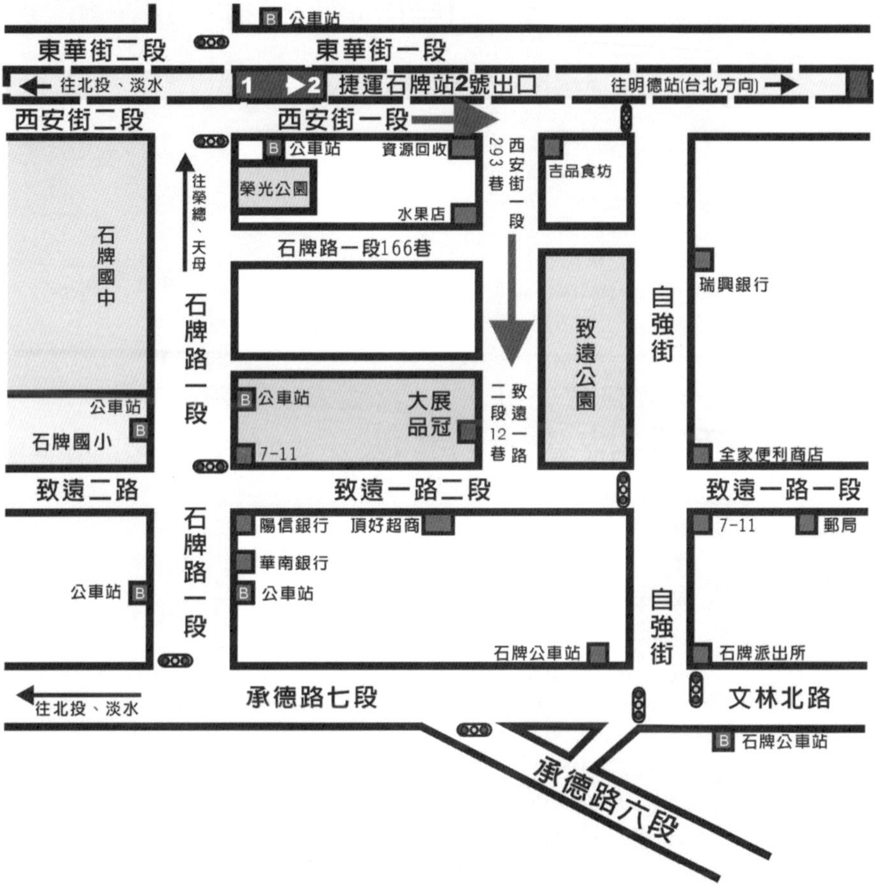

建議路線

1.搭乘捷運．公車

淡水線石牌站下車，由石牌捷運站２號出口出站(出站後靠右邊)，沿著捷運高架往台北方向走(往明德站方向)，其街名為西安街，約走100公尺(勿超過紅綠燈)，由西安街一段293巷進來(巷口有一公車站牌，站名為自強街口)，本公司位於致遠公園對面。搭公車者請於石牌站(石牌派出所)下車，走進自強街，遇致遠路口左轉，右手邊第一條巷子即為本社位置。

2.自行開車或騎車

由承德路接石牌路，看到陽信銀行右轉，此條即為致遠一路二段，在遇到自強街(紅綠燈)前的巷子(致遠公園)左轉，即可看到本公司招牌。

TE NO TSUBO SHIGEKI RYOHO
written by Yasuhiko Igarashi
Copyright(C) 1988 by Yasuhiko Igarashi
Original Japanese edition
published by Nihon Bungei-Sha
Chinese translation rights
arranged with Nihon Bungei-Sha
through Japan Foreign-Rights Centre/Hongzu Enterprise Co., Ltd.
版權代理：宏儒企業有限公司

【中醫保健站 8】

手掌按摩健康法

ISBN 978-957-557-090-3

原著者／五十嵐康彥
編譯者／鐘　文　訓
發行人／蔡　森　明
出版者／大展出版社有限公司
社　址／台北市北投區（石牌）致遠一路 2 段 12 巷 1 號
電　話／(02) 28236031·28236033·28233123
傳　真／(02) 28272069
郵政劃撥／01669551
網　址／www.dah-jaan.com.tw
E-mail／service@dah-jaan.com.tw
登記證／局版臺業字第 2171 號
承印者／傳興印刷有限公司
裝　訂／眾友企業公司
排版者／千兵企業有限公司
初版1刷／1995 年（民 84） 5 月
2版1刷／2006 年（民 95） 8 月
2版2刷／2018 年（民 107） 12 月
定價／230 元

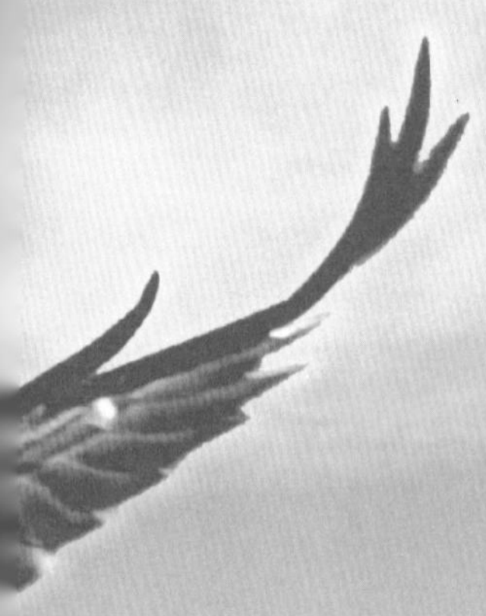